DU

VARICOCÈLE,

ET EN PARTICULIER

DE LA CURE RADICALE DE CETTE AFFECTION;

Par H. Landouzy,

Interne à l'Hôtel-Dieu, membre de la Société Anatomique et de la Société médicale d'Observation, etc.

AVEC UNE PLANCHE GRAVÉE.

PARIS,

J.-B. BAILLIÈRE, RUE DE L'ÉCOLE-DE-MÉDECINE, 17.

GERMER BAILLIÈRE, RUE DE L'ÉCOLE-DE-MÉDECINE, 17.

A LONDRES, H. BAILLIÈRE, 219, REGENT-STREET.

1838.

MÉMOIRE

SUR

LE VARICOCÈLE,

ET EN PARTICULIER

SUR LA CURE RADICALE DE CETTE AFFECTION.

On trouverait difficilement dans le cadre nosologique une maladie qui ait été moins étudiée que le varicocèle. Les anciens auteurs qui en ont fait mention le confondent souvent avec d'autres affections des bourses et du testicule, et quant aux auteurs modernes, ils nous ont transmis si peu de détails sur ce sujet, et l'ont traité d'une manière si incomplète d'ailleurs, qu'il ne peut résulter aucune notion bien précise de leurs écrits.

On a peine à concevoir une pareille lacune, quand on songe que soixante individus sur cent sont atteints de cette affection, qui, lorsqu'elle n'est pas une infirmité des plus graves, constitue toujours une gêne incommode et pénible. Enfin, soit qu'on considérât le varicocèle comme une maladie peu digne d'attention quand il n'offrait qu'un léger développement, soit qu'on le regardât comme incurable quand il était plus intense, les chirurgiens paraissaient avoir renoncé à en poursuivre l'étude, lorsque M. Breschet dirigea ses recherches vers ce point si important de la chirurgie.

Depuis l'année 1834, époque où ce professeur a présenté à l'Institut son procédé curatif, jusqu'à ce moment, trois observations seulement ont été publiées (1) sur les résultats si

(1) G. Breschet, *Mémoire sur une nouvelle méthode de guérir le cirsocèle et le varicocèle*, lu à l'Académie des sciences, le 13 janvier 1834.

Nivet, interne à l'Hôtel-Dieu, *Observation* publiée dans la *Gazette méd.* oct. 1837.

heureux qu'a offerts cette méthode, bien connue des chirurgiens, mais peu employée jusqu'alors, faute de détails suffisants qui pussent en indiquer nettement l'emploi, et en faciliter l'appréciation.

Sans doute M. Breschet publiera un jour un traité *ex-professo* sur cette matière; mais en attendant que les travaux de ce savant maître lui permettent de réaliser ce projet, j'ai pensé qu'il ne serait pas sans intérêt pour les praticiens de connaître et de pouvoir appliquer eux-mêmes une méthode qui compte déjà plus de cent cas de succès. Aussi, traçant la description de la maladie plutôt d'après les observations que j'ai recueillies, que d'après les idées reçues dans les livres, j'insisterai moins sur l'histoire du varicocèle, proprement dite, que sur le traitement, but principal que doit du reste se proposer toute œuvre qui veut avoir un véritable caractère d'utilité pratique.

Quelques-unes des propositions émises dans le cours de ce travail, pourront paraître erronées au premier abord, car elles s'éloignent des idées reçues dans les livres; mais nous avons tracé l'histoire de la maladie plutôt d'après l'examen clinique, que d'après les traités des auteurs, et quoique nous n'ignorions pas qu'il faut un grand nombre de faits pour établir en médecine des axiômes incontestables, cependant comme les principaux phénomènes se reproduisent d'une manière identique dans tous les cas analogues, on pourra toujours, d'après un nombre suffisant d'observations attentivement recueillies et analysées, déduire des principes positifs, soit dans la détermination exacte d'un fait pathologique, soit dans l'appréciation rigoureuse d'une méthode curative. Du reste, je dirai avec Baglivi : *Si veritati consonat nostra sententia, gaudeo; sin minus, libenter corrigi me patiar.*

DU VARICOCÈLE.

On désigne généralement sous le nom de *varicocèle* les tumeurs produites par la dilatation anormale des veines du scrotum, et on entend par *cirsocèle* les tumeurs formées par les veines du cordon spermatique, du testicule et de l'épididyme. Ce n'est pas que ces mots aient une valeur intrinsèque propre à indiquer cette différence dans leur application, mais sans doute après avoir été employés indistinctement par les auteurs grecs et latins, ils ont fini par recevoir une signification spéciale qui n'est en rapport ni avec leur acception étymologique (1) ni avec une appréciation rigoureuse de la maladie. En effet, les varices du scrotum n'étant jamais que secondaires et consécutives aux varices du cordon, le varicocèle ne constituerait pas une

(1) *Cirsocèle* (*κιρσοκήλη*) de *κιρσός*, et de *κήλη*, tumeur. *Varicocèle*, mot hybride formé du latin *varix* et de *κήλη*. Ces deux mots ont une valeur tout-à-fait identique ; ils signifient tous deux tumeur variqueuse, et doivent être pris dans la même acception.

maladie particulière, mais seulement une extension de la maladie principale, qui serait le cirsocèle. En d'autres termes, il ne peut y avoir varicocèle, c'est-à-dire, varices du scrotum, sans qu'il y ait en même temps, et sans qu'il y ait eu auparavant cirsocèle, c'est-à-dire, varices du plexus spermatique. On pourrait objecter sans doute que les veines du scrotum sont quelquefois très-dilatées chez le vieillard, mais cette dilatation isolée n'est jamais portée au point de constituer une véritable maladie, ou bien alors elle est certainement accompagnée d'une dilatation analogue des veines profondes, dont elle n'est même que la conséquence

Il est d'ailleurs peu de chirurgiens qui aient tenu compte de la signification différente qu'on a voulu attribuer à ces deux mots. La plupart ont établi des distinctions suivant le lieu qu'occupait la maladie, mais ils ont pris indifféremment l'une ou l'autre dénomination sans la rapporter au siége de l'affection. Ainsi Celse (1), Murray (2), Waitz (3), Most (4), n'emploient

(1) *A. Corn. Celsi de Re med.* lib. VII, cap. 19.

(2) Murray, *de Cirsocele*; Upsaliæ, 1784.

(3) Waitz, *de Cirsocele*; Gottinguc, 1779.

(4) Most, *de Cirsocele*, ou *Hernia varicosa*; Halæ, 1796.

que le mot cirsocèle, tandis que Callisen (1), Jean-Louis Petit, Boyer, Delpech, A. Cooper, MM. Breschet, Blandin, Velpeau, emploient plus spécialement le mot varicocèle pour désigner les tumeurs variqueuses des bourses, quel que soit le lieu qu'elles affectent. Sans doute le mot circosèle serait, grammaticalement parlant, de meilleur aloi, mais en vertu même de son étymologie hybride, le mot varicocèle est plus intelligible pour tous, aussi est-il plus consacré par l'usage. Je désignerai donc sous ce dernier nom les dilatations des veines du scrotum et du cordon, et si les mots *cirsocèle*, *hernie variqueuse*, se rencontrent dans le cours de ce travail, ce sera comme synonymes de varicocèle et sans aucune autre indication spéciale de siége ou de développement.

Sexe.—Cette maladie affecte exclusivement le sexe masculin : on trouve bien chez la femme, dans les grandes lèvres, une disposition variqueuse, qui répond assez bien aux varices du scrotum et une dilatation des veines des ovaires et du ligament rond qu'on a comparée aux varices du cordon ; mais cet état pathologique

(1) *De varicocele. Systema chirurgiæ*, tom. II, p. 172.

est toujours chez la femme, ou déterminé par la grossesse, et alors il n'est que passager, ou accompagné d'affections plus graves de la cavité abdominale, et alors ce n'est plus qu'un symptôme accessoire : il est loin d'ailleurs d'avoir chez elle le degré de développement (1) et les résultats fâcheux qu'il a dans le sexe masculin, aussi nous bornerons-nous à indiquer cette analogie sans y insister davantage.

Age. — Le varicocèle peut se déclarer à tout âge : cependant comme cette affection recon-

(1) Si le développement *très-considérable* des veines de la vulve est rare chez la femme, il n'est pas cependant sans exemple ; ainsi M. le professeur Louis a fait remarquer il y a quelques jours, aux élèves qui suivent sa clinique, une femme couchée au nº 44 de la salle Saint-Joseph, et dont la grande lèvre gauche avait le volume d'un gros œuf de poule. Cette femme, âgée de vingt-trois ans, d'une constitution robuste, d'un tempérament sanguin, est enceinte de sept mois et demi. Au début de sa grossesse elle éprouva les symptômes d'une chute de matrice ; et quelque temps après survint cette dilatation énorme des veines de la vulve, qui l'a forcée à entrer à l'hôpital. Quelques varices existent aux membres inférieurs, mais à la jambe seulement, et elles sont très-peu développées. Comme à une première grossesse, cette femme n'éprouva aucun phénomène de ce genre ; il est très-probable que l'existence des varices est due plutôt à la position anormale de l'utérus qu'au développement physiologique de cet organe.

naît le plus souvent pour cause principale une disposition anatomique, et que les circonstances qui peuvent mettre en jeu cette disposition se rencontrent le plus généralement dans la jeunesse, c'est ordinairement de dix à trente ans, qu'on voit apparaître les premiers symptômes de cette maladie. Avant dix ans, les organes de la génération sont trop peu développés pour que les causes organiques agissent de manière à favoriser puissamment les causes occasionelles ; et passé trente-cinq ans, ces causes occasionelles se présentant plus rarement, cette affection doit être aussi beaucoup plus rare. Voici d'ailleurs le résultat de l'analyse de quarante-cinq observations, dans lesquelles on a noté l'âge auquel parurent les premiers symptômes de la maladie ; de ces observations, dix sont consignées dans les auteurs, les trente-cinq autres m'appartiennent.

Age des individus.	Nombre de cas.
De 9 ans à 15 ans	13
De 15 à 25	29
De 25 à 35	3

On peut donc, d'après ce tableau, considérer comme erronée l'opinion de Delpech, qui admet que le varicocèle est rare chez les jeunes gens (1).

Causes anatomiques. — Parmi les circonstances anatomiques qui peuvent prédisposer au varicocèle, les unes agissent en même temps sur chaque côté, les autres ne peuvent agir qu'à gauche, et expliquent la plus grande fréquence de l'affection de ce côté; au nombre des premières, il faut mettre surtout la situation déclive des veines spermatiques, leur longueur, la faiblesse de leur parois, relativement au trajet qu'elles ont à parcourir, l'absence de valvules, et surtout les alternatives si fréquentes de réplétion et de vacuité auxquelles elles sont soumises suivant les diverses attitudes du corps, la température auquel il est exposé, et les passions qui l'agitent. Mais la circonstance anatomique la plus favorable à la production du varicocèle est sans contredit l'énorme quantité de veines qui, sous le nom de plexus pampiniforme, donnent naissance aux veines testiculaires. A l'état d'organisation normale, et surtout si les

(1) « Cette maladie est ordinairement le partage des adultes » ou des vieillards; on l'observe rarement chez les jeunes gens; » mais elle n'y est pas sans exemples. » (*Précis des mal. chir.*, t. III, p. 267.)

bourses sont rétractées, ce paquet veineux ne paraît pas très-considérable, mais pour peu qu'il y ait commencement de varices ou que les parties soient dilatées par la chaleur, on acquiert facilement l'idée de l'immense quantité de rameaux veineux qui surmontent et entourent le testicule et l'épididyme.

Outre la longueur des veines spermatiques, qui diminue beaucoup leur ressort et la résistance de leurs parois, je ferai remarquer la pression de la colonne de sang, qui, de la deuxième vertèbre dorsale environ, pèse sur la pyramide vasculaire formée par le plexus pampiniforme, pression qui, suivant une loi bien connue d'hydrostatique, doit encore être assez considérable.

Enfin je n'omettrai pas l'ingénieuse comparaison de Jean-Louis Petit, au sujet de l'obstacle que doit opposer au retour du sang le passage des cordons spermatiques à travers l'anneau inguinal. « Ces vaisseaux, dit le célèbre chirur- » gien, en passant sous l'anneau des muscles » du bas-ventre, sont appuyés sur l'os pubis, » comme la corde d'un puits l'est sur la poulie, » de manière que le testicule auquel ces vais- » seaux parviennent peut bien être comparé au

» seau qui se trouve à l'extrémité de la corde » du puits : et comme le seau agit sur cette » corde à proportion de son poids, le testicule » agit également sur le cordon spermatique, et » celui-ci sur l'os pubis aussi à proportion de » son poids : ce poids, quel qu'il soit, tend à » oblitérer les vaisseaux et à rendre le passage » des liqueurs plus difficile. »

Sans doute, comme le fait plus loin remarquer J.-L. Petit, les muscles crémaster et le dartos doivent soutenir le testicule, et empêcher son action de s'exercer d'une manière aussi directe sur les vaisseaux du cordon ; mais dans l'état de relâchement et d'inactivité de ces muscles, la glande, abandonnée à son propre poids, doit produire absolument l'effet du seau sur la corde pressée contre la poulie.

On pourrait, je le sais, objecter à cette manière de voir que l'artère devrait être affaissée aussi bien que la veine, et que par conséquent, le sang éprouvant autant de difficulté à revenir du cœur qu'il en a à y retourner, il doit y avoir équilibre ; mais il ne faut pas oublier que les parois de l'artère sont sans comparaison beaucoup plus épaisses, et surtout beaucoup plus résistantes que celles des veines, et que de plus le sang rouge, outre l'impulsion qu'il reçoit du cœur, circule suivant la voie la plus propre à accélérer sa marche, tandis que le sang noir remonte contre les lois de la pesanteur et manque de l'impulsion nécessaire pour vaincre les obstacles qui s'opposent à son libre cours.

Siége. — Morgagni, et après lui, Astley, Cooper et d'autres anatomistes, ont très-bien expliqué par la disposition anatomique des parties, la plus grande fréquence du varicocèle à gauche : en effet, à droite, la veine spermatique se rend dans la veine cave descendante dans une direction presque parallèle à l'axe de ce vaisseau, et par conséquent, dans un sens analogue au cours du sang ; elle doit donc se vider facilement : à gauche, au contraire, elle se jette dans la veine émulgente à angle droit, et dans une direction presque perpendiculaire au courant veineux qui revient du rein, ce qui doit nécessairement mettre obstacle à la circulation, puisque les deux courants ne se font pas dans le même sens.

D'autres auteurs ont attribué cette plus grande fréquence du varicocèle à gauche, à la compression exercée sur les vaisseaux spermatiques de ce côté, par les matières stercorales accumulées dans la portion iliaque du colon. « Morbus hic, ob intestini coli infractum ac » sanguinis venosi difficiliorem circulum, in » sinistro latere frequentiùs occurrit quàm in » dextro (1). »

J'ai observé, dit aussi J.-L. Petit, *que cette maladie arrive plus souvent au testicule gauche, parce que les excréments parvenus dans la partie gauche de l'intestin colon, et retenus dans la double courbure de cet intestin, qu'on nomme l'S du colon, sont immédiatement appuyés sur les vaisseaux spermatiques, et empêchent, par leur poids et leur endurcissement, le retour du sang et de la lymphe.* Malgré cette observation de J.-L. Petit, il ne me paraît pas démontré que cette influence soit aussi grande qu'on l'a dit, car sur dix-sept malades, chez lesquels j'ai pris avec soin l'état habituel du tube digestif, un seul présentait une constipation fréquente. Sans doute il suffit d'un seul exemple de coïncidence du varicocèle avec la constipation, pour faire admettre ce dernier état au chapitre des causes ; mais j'ai seulement voulu prouver par ces chiffres, que tous les auteurs qui reprodui-

(1) Callisen, *Systema chirurgiæ hodiernæ*, tom. II, page 112.

sent cette circonstance comme déterminante, en ont exagéré l'importance, car si sur dix-sept observations, prises avec soin, un phénomène n'est noté qu'une seule fois, il est impossible de le donner comme une des causes les plus fréquentes de la maladie avec laquelle il coïncide.

Il n'est pas besoin d'ailleurs de l'état de constipation pour rendre compte de l'obstacle opposé au cours du sang, par la position de l'S iliaque du colon; la pression habituelle des matières fécales, presque constamment accumulées dans cette partie du gros intestin, peut suffire, même chez ceux qui vont le plus régulièrement à la selle, à faire admettre cette cause au nombre des plus vraisemblables : ce sont là de ces circonstances dont on ne peut déterminer au juste la valeur, et de ces points de la science qui ne pourront jamais rester que sous forme d'hypothèses, puisqu'en aucune manière, il ne sera donné de s'assurer, ni sur le vivant, ni sur le cadavre, du degré de pression que peut, dans l'état physiologique, déterminer sur les veines spermatiques le passage d'une anse intestinale; aussi quand J.-L. Petit nous dit *qu'il a observé*, que c'est le poids et l'endurcissement des excréments qui empêche le retour du sang et de la lymphe..., il veut dire seulement, sans doute, *qu'il a pensé*, car ici l'observation directe est tout-à-fait impossible.

On a aussi allégué, comme cause de la plus grande fréquence du varicocèle à gauche, que les veines spermatiques sont naturellement plus larges et plus flexueuses de ce côté, même chez les personnes qui ne sont pas habituellement constipées : mais est-ce là une disposition native, ou un effet du passage du colon, ou une conséquence de l'obstacle primitivement opposé au cours du sang par le mode de terminaison de la veine? c'est là une question qu'on pourrait résoudre facilement, par la dissection attentive et la comparaison des veines spermatiques chez le fœtus. Enfin le testicule gauche, naturellement plus volumineux que le droit, descend aussi plus bas, et lors même que, comme on le voit dans certains cas, les veines testiculaires s'ouvriraient, ou toutes deux dans les émulgentes, ou toutes deux dans la veine cave, la colonne de sang serait encore plus longue, et par conséquent, plus pesante à gauche, et le cours du sang serait nécessairement ralenti de ce côté.

M. le docteur Lenoir, professeur agrégé à la faculté de médecine de Paris, m'a signalé encore comme pouvant rendre compte de la plus grande fréquence du varicocèle à gauche, un mode de compression que j'avais omis de signaler dans la première édition de ce mémoire. C'est le rétrécissement de l'orifice inguinal gauche, par suite de la contraction des muscles de l'abdomen, pendant les efforts qui ont lieu, soit pour porter des fardeaux, soit pour tous les exercices violents qui exigent une inclinaison du corps à droite, et par conséquent une contraction fréquemment répétée, et quelquefois long-temps prolongée des muscles abdominaux du côté gauche. Sans regarder comme impuissante cette cause signalée par M. Lenoir, je pense, cependant, qu'elle a moins d'action que ne lui en attribue ce jeune et habile chirurgien ; car, ainsi que nous l'avons vu, le varicocèle commence assez souvent avant quinze ans, presque toujours avant 25, et si les efforts musculaires avaient un effet énergique, cet effet se ferait sentir surtout à l'époque où ils sont le plus puissants et le plus souvent répétés, c'est-à-dire, à l'âge de 25 ans. Ajoutons, en outre, que le varicocèle est tout aussi fréquent chez les personnes livrées à des occupations sédentaires et peu fatigantes, que chez les gens habitués aux plus rudes travaux.

Quoi qu'il en soit de la nature de ces causes organiques, le varicocèle est, sans contredit, plus fréquent à gauche; presque tous les auteurs ont signalé cette vérité trop évidente pour être méconnue, mais presque tous aussi l'ont exagérée, et encore aujourd'hui, l'on admet comme un axiôme la rareté du varicocèle à droite; il n'en est pas ainsi cependant; très-souvent, au contraire, le côté droit est simultanément affecté, mais à un degré beaucoup moindre; ainsi huit fois sur dix-sept, j'ai trouvé les veines du côté droit beaucoup moins développées qu'à gauche, il est vrai, mais aussi beaucoup plus nombreuses et plus dilatées qu'elles n'eussent dû l'être à l'état normal.

Ce qui a induit, à cet égard, les chirurgiens en erreur, c'est qu'à droite le varicocèle, sans doute en vertu des circonstances anatomiques dont j'ai parlé plus haut, restant long-temps stationnaire, ne prenant jamais un grand accroissement, et ne nécessitant ordinairement qu'un traitement palliatif, les malades négligent de faire observer leur infirmité; souvent même ils peuvent l'ignorer eux-mêmes, et croire qu'il leur reste un côté parfaitement sain, tandis qu'il renferme les mêmes germes d'affection que le côté gauche. Quant à nous, si nous avons reconnu à droite des dilatations variqueuses qui avaient échappé à d'autres chirurgiens, c'est que les malades étant soumis avant l'opération aux causes qui peuvent développer la tumeur, les symptômes du varicocèle à droite, si peu marqués qu'ils fussent à l'état habituel, devenaient de suite beaucoup plus évidents.

L'analyse des causes et de leur mode d'action vient du reste appuyer ici les résultats de l'observation. En effet, excepté les violences extérieures, qui peuvent n'agir que sur un seul côté, et les quelques circonstances dans lesquelles il peut y avoir obstacle mécanique à la circulation d'un côté seulement, presque toutes les autres causes doivent agir en même temps à droite et à gauche, et la disposition anatomique des parties produit seulement cette différence énorme qu'on remarque dans le développement de la maladie.

En un mot, je crois qu'on doit rapporter au développement respectif des tumeurs variqueuses la différence qu'on rappportait à leur siége, et dire, que souvent le varicocèle existe des deux côtés, mais qu'à droite, il est beaucoup moins volumineux qu'à gauche, qu'il produit une gêne beaucoup moins considérable, des accidents moins fréquents, des conséquences moins graves, et qu'il est excessivement rare que de ce côté on soit forcé d'en venir à une opération (1).

Causes occasionelles. — En dehors de ces causes prises dans l'organisation même, il en est d'autres plus directes, qu'on est convenu d'appeler occasionelles ou efficientes, et qu'on peut diviser en deux ordres bien distincts. Les unes agissent en facilitant l'afflux du sang vers les parties génitales, les autres en empêchant son retour vers le cœur. Ces deux ordres de causes peuvent exister séparément ou se combiner chez le même individu.

Au nombre des premières, il faut mettre surtout l'abus des plaisirs vénériens, la masturbation, les passions de l'âme (2), qui en-

(1) M. Breschet, sur plus de cent vingt opérations de varicocèle qu'il a pratiquées, m'a dit ne l'avoir jamais faite qu'une seule fois à droite.

(2) *Non rarò etiam venæ iis tument qui concubitum nimis*

tretiennent un orgasme génital trop fréquent; l'équitation, la danse, les marches forcées, enfin, toutes les circonstances dans lesquelles le sang tend d'une manière continue vers les parties inférieures. C'est encore dans cette classe qu'il faut ranger les contusions violentes sur les bourses, l'inflammation du scrotum ou des testicules, essentielle ou symptomatique, qui, maintenant pendant long-temps une irritation directe et un afflux de sang considérable, peuvent finir par augmenter le calibre des vaisseaux, ou par les rendre plus sensibles aux causes de dilatation accidentelle.

Les causes du second ordre sont beaucoup plus fréquentes, puisqu'elles embrassent toutes celles qui peuvent mettre obstacle au retour du sang vers le cœur. Ainsi, les tumeurs développées dans l'abdomen, quel que soit leur siége, peuvent médiatement, ou immédiatement, comprimer les vaisseaux spermatiques et amener le varicocèle. On trouve dans la thèse de M. Brixoux (1837, n° 282), une observation très-intéressante, que nous citerons plus loin, et dans laquelle cette cause paraît avoir été dé-

concupiscunt, vel qui inflammato animo venereis cogitationibus immorantur. Platneri, *instit. chirurgiæ rationalis.*

terminante. Le malade, opéré à la Charité, par le procédé du professeur Velpeau, mourut des suites d'une affection étrangère à l'opération. On trouva, à la nécropsie, une tumeur encéphaloïde très-volumineuse, située au flanc gauche, et qui comprimait la veine testiculaire.

Les hernies inguinales ou crurales, congénitales, ou accidentelles, peuvent aussi, soit par une compression directe sur les vaisseaux, soit en rendant plus étroit l'orifice supérieur du trajet inguinal, s'opposer à la circulation veineuse du scrotum et du cordon. Il en est de même du gonflement des ganglions lombaires, des tumeurs squirrheuses le long du cordon, de l'hydrocèle, etc., etc. L'engorgement et les indurations du foie lui-même ont été regardés comme causes du varicocèle, mais cette dernière circonstance mérite à peine d'être notée, puisqu'elle ne serait véritablement efficace qu'autant que les veines spermatiques s'ouvriraient dans la veine porte, ce qui ne doit arriver que par une rare exception. Les altérations du foie pourraient aussi, à la vérité, par l'obstacle mécanique qu'elles peuvent apporter à la circulation dans la veine cave, produire le varicocèle, mais alors, cette affection ne serait plus là que très-secondaire, auprès des lésions plus graves et plus importantes qui l'accompagneraient nécessairement. J.-L. Petit rapporte avec complaisance un cas dans lequel, d'après *un léger embarras du foie,* il diagnostiqua un varicocèle. L'embarras du foie ayant diminué et disparu, la tumeur des bourses diminua et disparut aussi ; mais, outre qu'il n'est pas parfaitement démontré que la maladie à laquelle J.-L. Petit avait affaire fût un varicocèle, il est difficile de croire à un effet si direct d'un simple engorgement hépatique sur la circulation veineuse du cordon (1).

(1) « Un malade s'apercevant que le testicule gauche était » grossi considérablement, me manda à son secours. Après » m'être informé de ce qui s'était passé, je ne doutai point qu'il » ne fût menacé d'un varicocèle. Je le saignai trois fois en » trente heures ; je lui fis un cataplasme avec de la farine de » seigle et la poudre de fleur de grenadier. Le scrotum diminua, » les vaisseaux spermatiques étant moins cachés, je reconnus » qu'ils étaient variqueux depuis le corps du testicule jusqu'à » l'anneau ; je continuai l'usage du cataplasme, soutenu d'un » suspensoir ; j'ordonnai des lavements ; je saignai encore deux » fois, et les douleurs étant cessées, je le purgeai avec la manne » et les eaux de Vichy ; et comme ce malade avait un peu de » jaunisse, je le mis à l'usage des bouillons légèrement amers, » et des eaux de Passy, qui achevèrent de le guérir.

» Ce malade n'avait point de glandes gonflées, ni de tumeurs

Les symptômes tirés de l'examen général du malade, de l'inspection de l'abdomen, etc., ne peuvent donc qu'être tout-à-fait accessoires, et s'ils servent à éclairer sur la cause, ou à confirmer le diagnostic, ils ne peuvent seuls, à moins d'avoir rapport à des tumeurs situées sur le trajet des vaisseaux spermatiques, être d'aucune valeur.

L'hypocondrie et les passions tristes ont été

» apparentes dans le ventre; mais il avait un embarras dans le
» foie, et je remarque, en passant, que cette disposition, qui est
» si souvent cause d'hémorrhoïdes, l'est quelquefois du varico-
» cèle, quoique les vaisseaux spermatiques n'aillent point se
» dégorger dans la veine porte. Peut-être y avait-il quelqu'autre
» cause inconnue; ce qu'il y a de vrai, c'est qu'il était mélan-
» colique, et que cette maladie se rencontre fort souvent avec
» les hémorrhoïdes et le varicocèle. Si ces symptômes m'ont fait
» soupçonner que le malade pouvait avoir un varicocèle, il se
» pouvait aussi que cela ne fût pas; mais je ne devais pas négliger
» ce soupçon, puisque la pratique m'a fait connaître que le vari-
» cocèle est souvent précédé de ces accidents. D'ailleurs un
» pareil traitement ne pouvait nuire. »

Malgré l'assertion de J.-L. Petit, je pense que ce traitement devait être très-nuisible. S'il y avait seulement prédisposition à une dilatation variqueuse, il pouvait l'entretenir; et s'il y avait véritablement varicocèle, il devait l'augmenter; car si quelque chose peut être contre-indiqué, en pareille circonstance, c'est certainement l'emploi des topiques chauds, qui établissent dans la tumeur une congestion sanguine, et ne peuvent qu'augmenter la dilatation des vaisseaux.

données comme causes du varicocèle; mais on a évidemment pris ici l'effet pour la cause, et cet état particulier de tristesse et de misanthropie, dans lequel sont plongés les malades atteints de cette affection, en est plutôt la conséquence que l'occasion. Enfin, A. Cooper indique l'obésité comme pouvant, par la graisse accumulée dans le mésentère et l'épiploon, exercer une pression qui s'oppose au libre retour du sang par les veines; mais cette circonstance doit être assez rare, puisque le varicocèle affecte presque toujours les jeunes gens. Parmi tous les cas que j'ai pu observer, je n'en ai pas d'ailleurs rencontré un seul exemple.

Outre ces causes, situées, pour ainsi dire, à l'intérieur même de l'abdomen, il en est d'autres non moins puissantes, dont l'action est tout-à-fait extérieure. Ainsi, la compression d'un bandage herniaire mal fait (bracherii inepta compressio. *Callisen*), celle même d'un suspensoir mal appliqué, ou d'une ceinture qui entoure l'abdomen, sont plus souvent qu'on ne pense la cause occasionelle du varicocèle (1). On a signalé aussi la compression

(1) « J'ai vu une fois, dit Pott, l'atrophie du testicule ré-

exercée par les vêtements; et, quoique cette circonstance puisse paraître problématique, cependant elle peut, sinon déterminer la maladie, du moins en augmenter les progrès. Ainsi, un jeune homme, celui qui fait le sujet de la sixième observation, m'a répété plusieurs fois qu'il attribuait l'accroissement de son infirmité à l'usage qu'il avait fait, pendant tout un été, de pantalons trop serrés, et il était, me disait-il, d'autant plus certain de ce fait, que les souffrances avaient été moins vives, et la dilatation des veines moins grandes, aussitôt qu'il avait renoncé aux exigences de la mode.

J'ai parlé plus haut de la masturbation et des abus vénériens comme produisant, dans les parties génitales, une congestion favorable au développement du varicocèle; mais cette cause a une double action, très-importante à examiner, et quoique nous l'ayons rangée parmi les causes du premier ordre, c'est-à-dire, qui déterminent l'afflux abondant du sang, elle

» sulter de l'application inconsidérée d'un bandage sur un » véritable cirsocèle. Les vaisseaux acquirent, par la pression, » un volume prodigieux; mais le testicule se réduisit presqu'à » rien. » (*Traité sur la hernie aqueuse*, page 179.)

doit faire partie encore du cadre où nous examinerons celles qui empêchent son retour vers le cœur.

En effet, la masturbation (1) et tous les abus vénériens agissent en déterminant dans les muscles des parties de la génération, et surtout dans le crémaster et le dartos, une fatigue

(1) M. Breschet m'a fait voir, il y a deux mois, un jeune homme de quinze ans affecté déjà d'un varicocèle très-volumineux, à gauche, avec commencement de la même maladie à droite. Ce jeune homme a eu dès l'enfance l'habitude de la masturbation. Et ce qui peut faire supposer que chez lui ce défaut a déterminé le varicocèle, c'est que les veines de la verge elle-même, et surtout la veine dorsale, sont énormément dilatées.

Sans doute cette cause que les anciens, et même les modernes, mettent ici comme partout au premier rang, n'est pas aussi puissante qu'on l'a prétendu, car combien d'individus affectés de ce défaut et qui n'ont pas de varicocèle! Mais elle doit néanmoins avoir dans certains cas une grande influence et quand, en l'absence d'autres causes déterminantes, on trouve les veines de l'appareil génital extérieur plus développées qu'à l'état normal, on peut, je crois, attribuer le varicocèle à la masturbation, sans craindre de tomber dans la routine des causes obligées. « *Interdum quoque juvenes, præcipue illi, quos aut* nimia seminis abundantia aut libido vexat *malum istud, ut aliquoties vidi, præsertim intra scrotum sentiunt* (Heister).

Causæ solemnes sunt violentiæ externæ, vari in imo ventre tumores circulum humorum impedientes, evacuationes sanguineæ suppressæ... Fœda manustupratio... (*Callisen*).

et une énervation qui diminuent leur force et leur puissance contractile; le testicule cesse d'être suffisamment soutenu, et abandonné à son propre poids, il se trouve dans la condition signalée si ingénieusement par J.-L. Petit, c'est-à-dire, que les vaisseaux spermatiques appuyés sur l'os pubis, comme *la corde du puits* l'est sur la poulie, sont violemment distendus par le testicule qui représente le *seau*.

A cette dernière cause, c'est-à-dire, au défaut de contractilité des muscles suspenseurs du testicule, se rapporte encore la chaleur qui, dilatant et relâchant sans cesse le scrotum, finit par diminuer son élasticité : aussi le varicocèle est-il beaucoup plus fréquent dans les pays chauds que dans les climats du Nord (1).

Enfin, quelque vague et quelque douteuse que puisse paraître l'influence héréditaire, sur les altérations de nos organes, je pense qu'on aurait tort de la rejeter entièrement du cadre étiologique. Si certaines dispositions extérieures se transmettent par la génération, de ma-

(1) M. le docteur Ducros, médecin en chef de l'Hôtel-Dieu de Marseille, m'a dit avoir très-fréquemment, aux conseils de révision, observé cette maladie chez les conscrits.

nière à constituer certains types, ne doit-on pas admettre également certaines dispositions intérieures, certaines modifications anatomiques, normales ou anormales, qui, transmises avec le germe, transmettent aussi aux enfants la même prédisposition. Ceci n'est pas, d'ailleurs, un raisonnement de théorie purement spéculative. M. Blandin cite (*Dict. de Méd.*, 15ᵉ *vol.*) trois frères, qu'il connaît, et qui, tous trois, ont été exemptés du service militaire pour un varicocèle : le père était lui-même affecté de cette maladie. Un fait analogue se trouve aussi relaté dans une thèse de 1837 (n° 42).

En résumé, quelque nombreuses que semblent ces causes, elles paraissent toutes, d'après l'analyse des observations, avoir eu pour effet tantôt de produire, tantôt d'augmenter la maladie. On sera moins surpris, d'ailleurs, d'une énumération si longue (1) des circonstances

(1) Il est curieux de voir Platner mettre au nombre des causes du varicocèle, et surtout sans expliquer leur manière d'agir, la culture des lettres, le défaut d'exercice, le scorbut, etc.

Vitium nascitur si sanguis in corpore est crassus, ater atque concretus, qualis interdum esse solet litterarum cupidis, et quibus studii ratio omnem corporis curationem exercitationemque detrahit. Nec minus hoc aliis frequens est quibus totus corporis habitus ex scorbuto, cachexiâ, *aliisque diuturnis gravibusque morbis vitiatus est.* (Platner, loco cit).

étiologiques, en réfléchissant à la fréquence de cette infirmité. Les médecins, des conseils de révision, en observent tous les ans de nombreux exemples, et, d'après les résultats numériques, publiés dans une thèse de la faculté de Paris (1837), on peut compter environ soixante individus, sur cent, affectés de varicocèles plus ou moins développés (1).

Coïncidence des varices et du varicocèle. — Il serait curieux de rechercher la relation qui peut exister entre les varices du membre inférieur et le varicocèle. Sur quinze malades que j'ai pu examiner, je n'ai trouvé qu'une seule fois cette coïncidence; c'est chez le sujet de la cinquième observation. J'ai cherché d'un autre côté si des malades affectés de varices aux jambes m'offriraient une dilatation des veines spermatiques; et chez une vingtaine d'individus variqueux, que j'ai pu voir, je n'ai pas trouvé de traces apparentes de varico-

(1) L'auteur de cette thèse, dont je ne puis retrouver le nom dans mes notes, appuie ces résultats sur l'autorité de M. le professeur Marjolin; mais ce savant praticien m'a dit qu'il y avait sans doute erreur, et qu'il ne se rappelait pas avoir jamais indiqué cette proportion.

cèle. J'ai examiné, entr'autres, un malade couché maintenant au n° 78 de la salle Saint-Landry, et qui est affecté d'un tel développement de la saphène interne, qu'à sa partie supérieure, au niveau de son embouchure dans la crurale, cette veine forme, dans l'étendue d'environ deux pouces, une saillie égale à celle que produirait un œuf de poule placé sous la peau.

Je dirai la même chose des hémorrhoïdes; d'après un examen attentif, elles ne m'ont paru avoir aucune coïncidence avec le varicocèle.

Sans doute je ne veux tirer d'un si petit nombre de faits aucune conclusion absolue, et il faudrait des observations bien plus nombreuses que celles que j'ai recueillies pour juger cette question importante de la coïncidence des varices du rectum et des membres inférieurs avec le varicocèle; cependant, on voit d'après ces faits combien il faut se défier de la méthode inductive qui semblerait devoir faire admettre ici de prime-abord un rapport entre la dilatation variqueuse des veines spermatiques et celle des veines saphènes.

Symptômes et marche. — Il est peu de maladies dans lesquelles les symptômes primitifs soient moins prononcés ; chez presqu'aucun des malades, que nous avons interrogés, ce n'était, ni une sensation locale de gêne, ou de douleur, ni même la perception d'une tumeur anormale, qui leur avait révélé cette infirmité ; mais les uns, en prenant un bain, les autres, à une visite de médecin faite dans un tout autre but, la plupart au conseil de révision, apprenaient, pour la première fois, le genre de maladie dont ils étaient affectés.

Un sentiment de pesanteur au testicule, à l'aîne et jusqu'à la région lombaire, une gêne insolite et des tiraillements incommodes dans le trajet du cordon; la longueur des bourses qui sont molles et pendantes ; l'accroissement rapide de leur volume, par la chaleur ou par des courses forcées, tels sont les premiers symptômes par lesquels s'annonce le plus souvent le varicocèle. Ajoutons encore un symptôme moins appréciable, mais qui en l'absence de causes capables de produire une orchite, me paraît caractéristique du varicocèle à son début, c'est le besoin qu'éprouvent les malades, de porter à chaque instant la main aux bourses, comme pour leur donner une position plus favorable, et les mieux soutenir au moyen des vêtements (1).

Si le malade marche peu, que son attitude la plus ordinaire soit la station assise; ou qu'enfin, soit par habitude de sa vie, soit par des précautions bien entendues, il éloigne toutes les causes qui pourraient augmenter son mal, l'affection peut rester long-temps bornée à ces signes, et ne constituer qu'une simple infirmité plus gênante que douloureuse, et à laquelle un suspensoir peut être un remède suffisant; mais, le plus souvent, il n'en est pas ainsi, et le malade, trompé par l'innocuité apparente des premiers symptômes, attend avec sécurité que la maladie soit plus avancée pour chercher à en suspendre la marche. Alors le varicocèle devient une maladie des plus incommodes, et des plus graves par ses résultats

(1) Il y a deux jours qu'un étudiant en médecine vint me consulter sur une orchite. Il n'éprouvait guère que le symptôme que j'indique ici, et attribuant cette pesanteur insolite des bourses à une inflammation du testicule, déterminée par une ancienne blennorhagie (guérie cependant depuis quatre mois), il s'était appliqué vingt sangsues, et des emplâtres résolutifs. J'examinai les bourses, et je trouvai un véritable varicocèle, qui en avait imposé au malade pour une orchite.

éloignés ; une marche un peu longue devient une véritable fatigue : on voit arriver après la moindre course, les malades haletants, les traits visiblement altérés, la figure baignée de sueur, inquiète et anxieuse, comme s'il s'agissait d'une profonde lésion de l'organisme. Un malade que M. Breschet a opéré il y a trois mois, et qui fait le sujet de la dixième observation, nous donnait une idée de ses souffrances, en disant dans son langage vulgaire mais expressif, qu'après une course de deux cents pas, il était *comme le poisson sur le sable*, c'est-à-dire, qu'il éprouvait une gêne tellement considérable et tellement générale, qu'il ne savait à quelle position s'arrêter.

Quand le varicocèle est porté à ce haut degré de développement, et nous en citerons plusieurs observations, non seulement la moindre course est impossible sans le secours d'un suspensoir, mais il est des malades qui, sans cette ressource, ne pourraient faire deux pas dans leur chambre, même en sortant du lit, c'est-à-dire, dans un moment où les veines sont encore peu dilatées. Aussi, la plupart de ceux chez lesquels le varicocèle est arrivé à une certaine période, ont pour habitude de mettre leur suspensoir avant de descendre du lit, et quelquefois même de le garder pendant la nuit. Car ce n'est pas seulement une marche forcée, ou même une simple course, qui produit, en pareil cas, cette fatigue et cette anxiété extrême, dont nous parlions tout à l'heure, mais l'action seule de se tenir debout, ou de marcher quelque temps dans une chambre, même avec le suspensoir. Ainsi, l'un de nos plus célèbres auteurs dramatiques, qui ne pouvait composer qu'en marchant à grands pas dans son cabinet, en était venu au point de ne pouvoir plus même se tenir debout sans éprouver la gêne la plus incommode ; la source des inspirations était tarie, et le poète était en proie à la plus profonde mélancolie, lorsqu'il apprit le succès du procédé de M. Breschet ; quoique cette méthode fût encore toute nouvelle, et à peine sanctionnée par l'expérience, il s'y soumit avec empressement. Le succès répondit à ses espérances, et bien des productions nouvelles ont témoigné depuis que l'auteur péripatéticien avait pu sans gêne, et sans douleur, recommencer ses marches poétiques autour de sa chambre.

Le plus souvent, les symptômes sont tout-à-fait localisés au scrotum et à l'aîne, et ce n'est que dans les cas plus graves qu'ils s'étendent au-delà, et s'irradient jusqu'à la région lombaire. Les malades se plaignent de douleurs sourdes dans les reins et jusqu'au milieu du dos ; quelques-uns éprouvent des coliques fréquentes, d'autres une pesanteur incommode au fondement. Chez le malade du n° 2, la verge elle-même était le siége de cuissons douloureuses, et l'émission de l'urine était accompagnée d'un sentiment de brûlure qui ne tenait cependant à aucune lésion appréciable de l'urètre.

Un symptôme, que je n'ai jamais vu manquer, et que les auteurs ont omis de mentionner, c'est l'augmentation de la sécrétion cutanée du scrotum du côté affecté. Cette sécrétion est même tellement considérable, chez certains malades, qu'ils sont obligés de garnir de linge le côté gauche du suspensoir, qui, sans cette précaution, serait bientôt hors de service.

Si, au début de l'affection ou lorsqu'elle est très-légère, on peut être embarrassé sur le diagnostic, il n'en peut être de même pour peu que la maladie soit développée. Elle s'offre alors sous l'apparence d'une tumeur molle, fluctuante, noueuse, étendue, du bord supérieur du testicule jusqu'à l'anneau inguinal. Cette tumeur ne représente ni la forme régulière et rénitente de l'hydrocèle, ni la dureté et la limitation exacte du sarcocèle, ni la consistance compacte de la hernie inguinale.

Si le varicocèle est volumineux, ce n'est plus seulement au bord supérieur du testicule qu'on peut limiter son étendue, il occupe toute la partie gauche du scrotum (1), en paraissant même envahir sur la cloison, depuis la base jusqu'à l'orifice inférieur du canal inguinal. Les veines sous-cutanées sont alors très-apparentes, et forment un réseau superficiel très-saillant. Souvent même on voit ramper, à la surface des bourses, des vaisseaux tellement gros qu'ils égalent et surpassent, en volume, la veine crurale d'un adulte (Cinquième observation).

Quant aux veines qui composent le cordon, et qui forment le cirsocèle des auteurs, elles acquièrent souvent un volume presque aussi

(1) Si je rapporte tous les symptômes, à gauche, c'est parce que c'est là qu'ils se montrent avec le plus de fréquence et d'intensité; j'ai dit plus haut qu'ils pouvaient exister de chaque côté.

considérable, et forment une masse qu'on a comparée assez justement à un peloton de cordes irrégulièrement roulées, ou à un amas de vers de terre, à des intestins de poulet, etc., etc. (1). En palpant avec attention la tumeur, on sent manifestement qu'elle contient plus de vaisseaux qu'il ne doit y en avoir à l'état normal, et on a même peine quelquefois à saisir le cordon déférent au milieu de ce lacis inextricable. Parmi les vaisseaux, les uns offrent la sensation de tubes membraneux, à parois molles et fluctuantes, d'autres présentent une telle dureté qu'on pourrait, si l'on n'y prenait garde, les confondre avec le conduit déférent : ce sont sans doute des veines en partie oblitérées, et dans lesquelles le caillot albumineux n'a pas encore été résorbé.

Malgré toutes les difficultés de diagnostic, que les auteurs ont supposées, il serait difficile,

(1) « On aperçoit des vaisseaux gros et tortueux qui rampent » sur le scrotum, en forme de *ceps de vigne*, et qui sont pleins » d'un sang épais et grossier.... On sent les vaisseaux attachés » à la partie supérieure du testicule durs et gros comme les *vers* » *de terre*, dont ils ont la forme ordinaire, et tortueux comme » quand les vers se raccourcissent. » (Dionis, *Op. de chirurg.*, quatrième démonstration).

pour peu qu'on prêtât un examen attentif, de se méprendre sur la nature de la maladie. La hernie inguinale épiploïque est la seule avec laquelle le varicocèle puisse être confondu, et il n'y a pas trois mois encore qu'un malade fut envoyé à l'Hôtel-Dieu, salle Sainte-Jeanne, pour y être traité d'une prétendue hernie, qui n'était autre qu'un varicocèle, dont il fut opéré et guéri. Tous les auteurs citent des erreurs analogues (1), mais évidemment ces méprises tiennent à un examen trop peu approfondi, car ces deux affections n'ont de commun que le siége. A la vérité, elles peuvent exister en même temps, mais, dans ce cas même, le diagnostic n'offrirait pas de difficulté sérieuse. Sans parler du gargouillement et des signes essentiels aux hernies, la chaleur qui amène de si grandes variations dans le volume du varico-

(1) « On méconnaît souvent le varicocèle en le prenant pour » une descente d'une petite portion de l'épiploon. » (*Pott.*)

« Nous sommes arrivés à reconnaître un varicocèle chez un » homme qui croyait avoir une hernie, et qui portait un bandage depuis plusieurs années. Nous eûmes beaucoup de peine » à le convaincre que sa tumeur n'était pas herniaire, et qu'il » fallait cesser l'usage d'un moyen qui n'était propre qu'à ag- » graver sa maladie. » (*Boyer.*)

cèle, n'a pas dinfluence appréciable sur la hernie... La toux n'imprime aux veines dilatées qu'un très-léger mouvement de vibration, etc., etc.

Néanmoins, malgré le peu de difficultés, qu'offre ce diagnostic différentiel, A. Cooper a consacré une page à le discuter sérieusement, et dans les cas, peu probables du reste, où l'épreuve serait difficile, le moyen qu'il conseille ne laisserait aucun doute.

« Quelque analogie, dit le célèbre chirur- » gien, que puissent offrir au premier aspect les » symptômes de ces maladies (le varicocèle et » la hernie), il est toujours facile à l'anatomiste » et au chirurgien d'établir entr'elles un carac- » tère distinctif. Voici comment on l'obtient : » on fait placer le malade dans une position » horizontale, et on relève le testicule, jusqu'à » ce que les veines soient dégorgées; alors le » chirurgien place son doigt contre l'anneau » inguinal, engage le malade à se lever ; les » veines spermatiques se remplissent de nou- » veau, tandis que par ce moyen toute descente » de la hernie est prévenue; d'un autre côté, » le sang arrivant encore au testicule, par l'ar- » tère spermatique, et ne pouvant retourner

»dans l'abdomen que par les veines que com»prime le doigt du chirurgien, on voit le vari»cocèle se remplir. Ce dernier effet est produit »lors même que le malade ne se lève pas, et »pour peu que les doigts pressent le cordon au »niveau du canal inguinal.» *(Œuvr. chirurg.*, page 497).

Quoique la marche du varicocèle soit assez lente, et qu'au début surtout les signes en soient quelquefois presque inappréciables, cependant son développement est, dans certains cas, très-rapide, et donne lieu très-promptement à des symptômes de la plus grande intensité.

C'est surtout lorsqu'au lieu d'être produit par quelqu'habitude vicieuse, qui n'agit qu'à la longue, ou par une prédisposition anatomique dont l'influence se fait lentement sentir, ou, enfin, par quelque lésion organique qui marche graduellement, cette affection est déterminée par une cause traumatique, ou par un obstacle mécanique subitement opposé à la circulation veineuse du cordon. Ainsi, chez le malade qui fait le sujet de la neuvième observation, les premiers symptômes parurent à la suite d'une contusion violente au testicule gauche; aussi furent-ils de suite d'une intensité telle qu'en quelques mois la tumeur avait pris tout son développement. A. Cooper a rapporté l'histoire d'un individu chez lequel, au bout de quinze jours, se manifestaient déjà des symptômes d'atrophie du testicule. Cet homme s'était froissé les bourses, en montant à cheval, et les progrès de la maladie furent tellement rapides que trois ans après on fut forcé de céder aux instances du malade et de pratiquer la castration (1).

(1) T..., âgé de dix-huit ans, fut admis, en juin 1826, à l'hôpital de Guy, dans le service de M. Key, pour une dilatation des veines spermatiques accompagnée d'une douleur très-vive. Environ sept ans auparavant, au moment où il montait à cheval, l'animal se lança en avant. Il en résulta un froissement du testicule contre la selle, et une forte contusion suivie, pendant quelques minutes, d'une douleur atroce (*excruciante*).

Au bout de quinze jours, toute douleur était entièrement dissipée, mais, à partir de cette époque, le malade remarqua que le testicule gauche devenait plus mou que l'autre, et que quelques douleurs se faisaient sentir, de temps en temps, dans le trajet du cordon ; il crut s'apercevoir aussi que le testicule s'atrophiait peu à peu. Pendant deux ans et demi, cet état ne donna lieu qu'à des inconvénients très-légers et supportables. Mais quelques mois avant son entrée à l'hôpital, la

Pott n'a cité que trois exemples de varicocèle, et ce qu'il y a d'étonnant, c'est que les symptômes furent dans les trois cas d'une telle violence, qu'il y eut, en moins d'un mois, atrophie du testicule. Du reste, ces trois observations sont trop remarquables pour ne pas être rapportées ici.

Ire OBSERVATION (*trente-sixième de Pott*). « Un

partie commença à se tuméfier, et à devenir plus douloureuse, lorsqu'il se livrait à un exercice actif.

Voici quel était, à l'époque de son entrée, l'état de la partie malade. Le scrotum présente une tumeur noueuse, irrégulière, située à la partie supérieure et postérieure du testicule, s'élevant un peu vers le cordon, et faisant éprouver à la main la sensation d'un paquet de cordes liées entr'elles ; le testicule est mou, moins gros que l'autre, douloureux à la pression ; la douleur est rapportée principalement à la région lombaire. Le gonflement veineux offre les caractères ordinaires du varicocèle, se dilatant par les efforts de la toux et augmentant de volume dans l'attitude verticale.

Sur les instances du malade, l'amputation du testicule fut pratiquée, après qu'on eut employé sans succès des applications sédatives locales, les sangsues, la position horizontale prolongée et une médication fondante. On avait proposé de traiter ce cas par l'emploi d'une ligature appliquée sur la veine spermatique, dans la pensée que ce moyen pourrait amener la guérison du varicocèle ; mais la constitution naturellement irritable du malade fit rejeter cette opération. (Astley Cooper, *Œuv. chirurg.*, pag. 494.)

jeune homme, qui voyageait, se trouva un soir plus fatigué qu'à l'ordinaire; et aussitôt qu'il se fut mis dans son lit, il fut attaqué d'une douleur violente dans le dos, qui, pour me servir de ses expressions, *s'élança jusque dans son testicule*.... La douleur continua sans relâche tous les jours suivants. Il fut encore saigné; on lui donna un lavement, et il prit un léger purgatif.

» Le troisième jour, vers le soir, la douleur le quitta totalement, et l'on aperçut à l'aîne une enflure qui s'étendait en bas vers le testicule; et elle l'incommoda tellement que, voyant que l'apothicaire qui le soignait ne paraissait pas en bien distinguer la nature, il monta dans une chaise de poste et revint à Londres.

» Le voyage occasiona le retour de la douleur; mais avec la saignée, le lit, le repos, un cataplasme émollient appliqué sur l'aîne, et un suspensoir pour maintenir les parties, il fut soulagé, et toute l'enflure disparut, à l'exception d'un petit empâtement du cordon spermatique, produit par l'état variqueux des vaisseaux. Mais le testicule était tellement diminué qu'on pouvait à peine le distinguer; et il est encore dans le même état au moment où j'écris. »

IIe OBSERVATION (*trente-septième de Pott*). « Un valet d'écurie fut renversé par-dessus la tête d'un cheval qui tomba, et se heurta à l'aîne contre le pommeau de la selle. Le coup lui causa une douleur vive, et on le transporta aussitôt à l'hôpital.... Il fut saigné largement, prit un lavement et un purgatif. Sa douleur continua pendant deux jours, et lorsqu'elle le quitta, *les vaisseaux spermatiques devinrent très-variqueux*.... De tous les topiques, dont on lui fit faire usage, aucun ne fut efficace, c'est-à-dire, que ni les uns ni les autres ne rendirent les vaisseaux moins distendus. Lorsqu'il sortit de l'hôpital il était absolument exempt de douleurs, mais *son testicule, du côté des vaisseaux variqueux, se distinguait à peine.* »

IIIe OBSERVATION (*trente-huitième de Pott*). « Un jeune homme, âgé d'environ vingt-cinq ans, après s'être échauffé par un fort exercice, alla trop promptement se baigner dans une rivière. Au milieu de la nuit qui suivit, il fut attaqué de froid et de frissons auxquels succéda une grande chaleur, accompagnée de soif et d'une légère sueur. Il envoya chercher un chirurgien qui le saigna, et lui ordonna de garder le lit et de boire copieusement.

» Le cinquième jour, la douleur des reins fut calmée, mais les deux testicules, quoique fort peu enflés, étaient si sensibles qu'ils supportaient à peine l'attouchement; et au bout de quelques heures, les vaisseaux spermatiques furent si distendus qu'ils formèrent une tumeur remarquable. Par le moyen des fomentations, des cataplasmes et du repos, tout le mal fut détruit dans l'espace environ d'une quinzaine; mais, au bout de ce temps, le malade et le chirurgien furent excessivement étonnés de ne pouvoir plus trouver les testicules. Le premier vint aussitôt à Londres, et me pria de l'examiner, après m'avoir donné le détail précédent.

» Les vaisseaux spermatiques étaient gonflés et variqueux; les vaisseaux déférents étaient gros et durs, aussi bien que l'épididyme; mais il n'y avait pas, ni d'un côté ni de l'autre, la moindre apparence d'un testicule naturel. Une espèce de substance membraneuse, comprimée et aplatie, qui, comme je le suppose, était la tunique albuginée, paraissait pendre de chaque épididyme, mais il n'y avait aucune trace ni aucun vestige des parties glanduleuses ou vasculaire de l'un ou de l'autre testicule.

» Voilà la seule fois que j'ai vu cet accident des deux côtés, dans le même sujet. » (Pott, *hernie aqueuse, p.* 177.)

Il résulte de ces trois observations de Pott, un fait reproduit aussi dans le cas cité par A. Cooper, c'est-à-dire, l'atrophie du testicule survenue en quelques jours, par le fait même du varicocèle. Mais outre que les détails sont trop incomplets, pour en tirer des conséquences absolues, il faut nécessairement, dans tous les cas de varicocèle déterminé d'une manière traumatique, tenir compte de la contusion violente du testicule lui-même, contusion qui, indépendamment de l'action comprimante des vaisseaux dilatés, doit jouer un très-grand rôle dans la production de l'atrophie.

Dans la troisième observation surtout, il est évident que Pott, qui n'a pas été témoin des premiers accidents, a incomplètement analysé les phénomènes antécédents, et s'en est laissé imposer sur leur nature : car jamais les tumeurs variqueuses ne sont aussi douloureuses au toucher, et jamais surtout les phénomènes qu'elles produisent ne cèdent à l'action des cataplasmes et des fomentations locales. Quant aux phénomènes fébriles, si intenses, il est évident qu'ils n'ont aucun rapport direct avec le varicocèle, et qu'ils sont produits, comme cela arrive fréquemment d'ailleurs, par l'action intempestive d'un bain froid.

Remarquons, du reste, qu'à moins de l'analyse la plus rigoureuse des faits, il est impossible de conclure jamais d'une manière absolue que les symptômes locaux, perçus par le malade, ont marqué la première période de la maladie; car il pourrait se faire que l'invasion remontât à une époque beaucoup plus éloignée, et que les symptômes eussent été uniquement exaspérés par la cause qu'on supposait seule les avoir produits.

La plupart du temps, les accidents ne sont ni aussi violents, ni aussi rapides que dans les cas que nous venons de citer, et on peut assister facilement aux progrès lents et réguliers de la maladie. D'abord un chapelet de nœuds vasculaires isolés entoure le cordon spermatique, et produit un engorgement facilement reconnaissable, par la facilité avec laquelle il disparaît sous la pression des doigts. Plus tard ces nœuds se multiplient, entourent le testicule d'une manière plus immédiate, et s'étendent même jusqu'à l'épididyme. Les mêmes phénomènes apparaissent à l'aîne, et la peau soulevée par les vaisseaux variqueux produit cette saillie qui souvent a été prise pour un commencement de hernie. En même temps les veines se dessinent même sur le scrotum, et on voit à travers les tuniques transparentes se former les sillons bleuâtres des canaux variqueux.

Quoique, naturellement, les progrès de la maladie devraient être en raison des circonstances dans lesquelles se trouve le malade, cependant on voit des varicocèles accroître très-lentement de volume, malgré les causes les plus capables d'en aggraver les symptômes, tandis que, dans d'autres cas, quelques palliatifs et quelques soins hygiéniques qu'on puisse opposer au développement du mal, il fait des progrès effrayants. On trouve cité, dans J.-L. Petit, l'exemple d'un courrier affecté d'un varicocèle, depuis l'âge de quinze ans, et qui avait pu, malgré cette infirmité, courir la poste jusqu'à quarante ans, sans en être fortement incommodé.

A mesure que les veines principales se dilatent, les branches secondaires, puis les rameaux plus ténus, se développent aussi ; enfin, non-seulement les veines qui entourent le testicule et l'épididyme, mais les veinules qui entrent dans leur structure intime, deviennent plus volumineuses, s'élargissent aux dépens de la substance du testicule, la compriment en tous sens ; l'altération s'empare rapidement de cette glande, qui diminue peu à peu, quelquefois même assez rapidement, et qui finit tantôt par s'atrophier, tantôt par se ramollir et se désorganiser profondément.

Sur les treize observations dont je donnerai plus loin le résumé, j'ai trouvé neuf fois le testicule gauche à un degré plus ou moins avancé d'atrophie.

On est étonné, en comptant un si grand nombre d'exemples d'atrophie du testicule, de lire dans A. Cooper (page 493), que *le varicocèle mérite à peine le nom de maladie, car dans la plupart des cas il ne produit ni douleur, ni gêne, ni diminution des facultés génératrices.*

Sans doute il faut attribuer à la rareté de cette affection dans les pays froids, et en Angleterre, cette assertion du célèbre chirurgien, car elle se trouve démentie par tous les auteurs et surtout par les faits. Ce phénomène est même tellement saillant, que parmi les quelques lignes que les anciens auteurs ont consacrées au varicocèle, ils n'ont pas omis de le mentionner.

« *Cùm verò etiam super ipsum testiculum nervumque ejus id malum increvit, aliquandò longius testiculus ipse descendit*, minorque altero » fit, *utpotè alimento amisso*. (Cornel. Cels., » lib. VII, cap. 19.)

« *Qui tumor ad miram molem interdum increscens, mollis tunc atque pastaceus successive epididymidem ipsamque testis fabricam sursùm trahit, involvit, atque ita mutat*, ut vix ullum » vestigium illarum partium supersit. » (Callisen. *System. chir.*, cap. 162.)

Je ne connais qu'une seule observation d'atrophie complète et simultanée des deux testicules, c'est la dernière de Pott. Mais si cette dégénérescence, portée jusqu'à l'atrophie, est rare à droite, cependant la diminution de volume n'en existe pas moins de ce côté, toutes les fois qu'il y a varicocèle; seulement la même différence qui se remarque dans le degré de dilatation des veines se remarque aussi dans le degré de diminution de la glande : et le dernier phénomène est même toujours proportionné au premier. Dans l'observation n° 5, le testicule gauche n'avait pas le volume d'une grosse noisette ; le droit présentait aussi un commencement d'atrophie. Même remarque pour les observations n° 8 et n° 10. Chez plusieurs autres malades, cette modification du testicule droit m'a paru aussi exister ; mais le volume normal de cet organe étant difficile à apprécier d'une manière absolue, la différence n'était pas assez marquée pour que je pusse la donner comme réellement dépendante de l'affection variqueuse.

Si l'on peut dire que la gêne est toujours en raison directe du volume du varicocèle, il n'en est pas de même pour la douleur. On voit des individus chez lesquels le plexus variqueux est très-peu considérable, éprouver les souffrances les plus vives, tandis que des tumeurs égalant presque la tête d'un enfant ne déterminaient qu'une sensation vive de gêne et de pesanteur au scrotum. (Obs. n° 5.) Il est probable que dans le cas de vives douleurs, les veines forment autour des filets nerveux un entrelacement particulier qui les comprime fortement et excite leur sensibilité.

C'est à cette gêne permanente qu'il faut rapporter cette mélancolie profonde qu'on remarque ordinairement chez les individus affectés de varicocèle; sans doute cette préoccupation continuelle d'une infirmité qui ne peut qu'augmenter, les obstacles qu'elle apporte sans cesse aux occupations de la vie, la crainte des douleurs que les moindres excès réveillent, finissent par absorber tellement la pensée, que dans certains cas même il y a tendance manifeste au suicide. Un jeune architecte (que M. Breschet a opéré, mais qui offrait une disposition variqueuse des veines des membres inférieurs, du pénis, du cordon, présentant des chances de récidive) m'avouait que presque tous les soirs en rentrant chez lui, il se mettait à pleurer comme un enfant, et sans s'expliquer à lui-même la cause de ses larmes.

On pourrait alléguer aussi dans ce cas cette tendance aux passions tristes qu'on a signalées dans toutes les maladies des voies urinaires; mais outre que le siége du mal n'est pas le même, ce sentiment continuel d'une gêne de tous les instants nous semble suffire pour expliquer la mélancolie qui absorbe si profondément les malades chez lesquels le varicocèle est porté à un certain degré de développement.

Peut-être est-ce l'observation de ce symptôme remarquable qui a fait dire aux anciens et en particulier à A. Paré, que dans la *hargue* ou varicocèle, les veines sont pleines d'un *sang mélancolique*.

Anatomie pathologique. — Le varicocèle, à quelque degré qu'il soit porté, cause bien rarement la mort; aussi, à moins de trouver des exemples de cette affection chez des sujets qui ont succombé à d'autres maladies, doit-on avoir peu d'occasions de disséquer les parties malades. Il est à regretter que les anciens chirurgiens, qui ont si souvent pratiqué l'extirpation des veines, ou la castration dans le cas de varicocèle, n'aient rien laissé de positif sur l'anatomie pathologique de cette affection.

Astley Cooper est, je crois, le seul qui y ait consacré quelques lignes. « A la dissection, dit-il, toutes les veines sont dilatées et ont subi un allongement tel, que la veine située sur le trajet du conduit déférent descend beaucoup plus bas que le testicule lui-même; de sorte que cet organe est situé au devant d'elle. Il résulte encore de cet allongement qu'une portion considérable du varicocèle descend au-dessous du niveau du testicule. En même temps que ces vaisseaux se distendent et deviennent variqueux, leurs membranes s'épaississent pour leur permettre de supporter la surcharge de la colonne de sang; ou plutôt cet épaississement est déterminé par la plus grande quantité de sang qui afflue dans leurs *vasa vasorum.* »

Jean-Louis Petit, ayant pratiqué l'extirpation d'une tumeur variqueuse, l'examina aussi, mais d'une manière trop incomplète pour qu'on puisse tirer quelques lumières d'un pareil examen. « Cette tumeur, dit-il, était un vari-
» cocèle lymphatique et sanguin : je le fis trem-
» per dans l'eau, et lorsqu'il fut macéré, que
» j'en eus fait sortir tout le sang et la lymphe,
» je le soufflai avec un tuyau; je faisais gon-
» fler le tout comme on ferait gonfler un pa-
» quet de boyaux grèles; mais je ne pouvais y
» retenir l'air pour le sécher et le conserver,
» parce qu'il y avait quantité d'ouvertures. »

TRAITEMENT.

Palliatifs. — Nous n'entreprendrons pas de donner le catalogue de tous les remèdes qui ont été proposés pour la cure du varicocèle : diminuer la gêne qu'il détermine, combattre les causes qu'on suppose l'avoir produit, éloigner les circonstances qui peuvent l'aggraver, telles sont les seules indications qu'on puisse se proposer dans la cure palliative de cette affection. Quant à la gêne, un suspensoir léger, exact (1),

(1) Le choix du suspensoir est beaucoup plus important qu'on ne le pense généralement. La plupart de ces bandages sont mal faits et compriment l'anneau inguinal au lieu de soutenir seulement les bourses. Depuis que mon attention a été portée sur ce point de pratique, j'ai vu plusieurs malades auxquels on avait recommandé l'usage du suspensoir pour un varicocèle commençant, éprouver bientôt un surcroît rapide de gêne et de douleur, produit par l'obstacle apporté au cours du sang veineux par cette compression. S'ils quittaient le suspensoir ou qu'ils le remplaçassent par un bandage mieux approprié à la forme des parties, tous les syptômes diminuaient rapidement.

Je pense donc, qu'au lieu de laisser au malade ou au bandagiste le soin de choisir le suspensoir, les chirurgiens devraient, dans le cas de varicocèle, surveiller plus attentivement l'emploi de ce moyen, qui peut avoir autant d'inconvénients quand il est mal dirigé, qu'il a d'avantages quand l'application en est exacte et méthodique.

d'un tissu frais et élastique, est le meilleur et peut-être le seul moyen de la diminuer. Les circonstances qui peuvent favoriser la dilatation des veines ont été suffisamment analysées à l'article étiologie, et faire connaître la cause, c'est indiquer le remède. On devra donc sévèrement proscrire les marches forcées, la station debout prolongée, la danse, l'équitation, les bains chauds, les excès vénériens, enfin tout ce qui peut déterminer dans les bourses une congestion sanguine.

Les bains frais au contraire, les lotions froides matin et soir sur le scrotum, avec l'eau pure ou un liquide légèrement astringent, soulagent beaucoup les malades. Sans doute ces applications toniques agissent en facilitant la rétraction des tissus et en rendant aux muscles du testicule leur contractilité première. C'est ce moyen qu'emploient les conscrits, et surtout les remplaçants militaires (1) qui

(1) Ces topiques ne sont pas toujours sans danger : ainsi, l'an dernier, les débats de la cour d'assises de Rouen ont révélé le moyen qu'employait un officier de santé pour masquer, au moment de la visite, un varicocèle, dont un remplaçant militaire était affecté. « Tu auras soin, écrivait-il à sa femme. » de sa varice qui n'est pas mince. Si les moyens à toi connus

veulent éviter la réforme : quelque temps avant la visite du médecin, ils font des lotions astringentes, mais l'action de marcher remplit de nouveau les veines, et la ruse est facilement découverte.

Cure radicale. — Malgré les soins hygiéniques les mieux entendus, et l'emploi le plus suivi des palliatifs, il arrive souvent que les progrès du varicocèle augmentent d'une manière effrayante : le malade demande à grands cris à être délivré de ses souffrances ; enfin on est forcé d'en venir à une opération décisive. D'après Celse, les anciens cautérisaient les veines avec des fers minces et pointus quand elles étaient superficielles : ils liaient et extirpaient le paquet variqueux si elles étaient plus profondes. Les détails dans lesquels entre l'auteur latin à cet égard offrent trop d'intérêt pour être passés sous silence : *Ramex autem, si super istum scrotum est, adurendus est tenuibus et acutis*

» ne suffisent pas pour faire disparaître la polissonne de varice,
» tu emploieras le procédé que je vais t'indiquer : Acide nitrique, une once ; alun calciné, idem. Conserver des compresses sur la partie affectée jusqu'au moment de passer. » (*Droit*, Cour d'assises de Rouen, 3 décembre 1836.)

ferramentis, quæ ipsis venis infigantur; cum eo, ne ampliùs quam has urant;... quibus vero super mediam tunicam venæ tument, incidendum inguen est atque tunica premenda, ab eâque venæ digito vel manubriolo scapelli separandæ. Quâ parte vero inhærebunt, et ab superiore et ab inferiore parte lino vinciendæ, reponendusque testiculus est.

At ubi supra tunicam tertiam rameæ incedit, mediam excidi necesse est, deinde, si duæ tresve venæ tument, et ita pars aliqua obsidetur, ut major eo vicio vacet, idem faciendum, quod supra scriptum est; ut et ab inguine et à testiculo deligatæ venæ præcidantur, isque condatur. Mais, ajoute Celse, si le varicocèle atteint le testicule lui-même, il n'est qu'un seul moyen de remédier à ce mal, c'est d'emporter le testicule qui tout-à-fait inutile à la génération, reste toujours pendu d'une manière difforme, et cause même de grandes douleurs (*omnibus indecore, quibusdam etiam cum dolore dependet*).

Ces procédés décrits par Celse, et modifiés de mille manières, ont été assez souvent depuis mis en usage : c'est ainsi que Paré (1), Heis-

(1) « La hargue, appelée cirsocèle ou hernie variqueuse, est » une tumeur ou apparence de veines dilatées et entortillées au-

ter (1), J.-L. Petit, Paul Cumano à Trieste (2), le docteur Key à Londres, le professeur Wurser à Berlin, ont pratiqué pour des cas graves, tantôt l'ablation des veines spermatiques et tantôt

» tour des testicules et du scrotum, lesquels sont pleins d'un » sang mélancolique... Puis faut passer par-dessous la veine » variqueuse une aiguille enfilée d'un double fil, le plus haut » de la varice qu'on pourra pour la lier en haut vers sa racine. » Derechef on passera l'aiguille comme dessus en l'autre partie » basse, laissant un doigt d'espace, un peu plus ou un peu moins, » entre les deux ligatures. Mais premièrement qu'estreindre le » fil de la dernière ligature, faut ouvrir la varice en l'espace » moyen, comme si on voulait saigner, afin d'évacuer le sang » contenu au scrotum, ainsi que l'avons pratiqué ci-devant » en la cure des varices; puis sera la plaie traitée comme l'art » le commande, laissant les fils tomber d'eux-mêmes et procu- » rant qu'il s'y fasse cicatrice. »

(1) *Verum cum hæ curationes* (la cautérisation) *nimis crudeles mihi videantur, si varices hi in scroti tunicis sunt, haud prorsus alienum hic esse existimo quam maxime distentam venam per adhibitum scapellum eousque incidere, quousque tumor extenditur, emissis per vulnus istud aliquot sanguinis unciis.*

(2) « Le docteur C.... décidé à tout supporter pour être débarrassé de son varicocèle, s'adressa à J.-Paul Cumano... Celui-ci fit au scrotum une longue incision, pénétra jusqu'au cordon, isola la tumeur qu'il lia haut et bas : une large portion du scrotum fut excisée; la ligature supérieure tomba le vingtième jour, l'inférieure ne se détacha que le trente-cinquième; le cinquante-sixième jour, la cicatrisation fut complète, et C... fut radicalement guéri d'une maladie que les chirur-

la castration. On a conseillé encore d'ouvrir tout simplement les veines variqueuses avec la pointe d'une lancette, et de faire ensuite des lotions astringentes (1), de lier l'artère spermatique, enfin d'emporter une partie du scrotum.

Mais l'emploi de tous ces moyens, que la prudence repousse et que l'art condamne, n'est excusable que dans des cas tout-à-fait exceptionnels, et lorsque, la maladie arrivée au plus haut degré ne permet plus de temporiser (2);

giens illustres n'avaient jugée susceptible que d'une cure palliative : la faculté génératrice, loin d'être altérée par l'opération, a semblé reprendre une nouvelle énergie. » (Mouton, *Dict. des Sc. méd.*, t. v, pag. 261.)

(1) Sue, commentateur de Ravaton, recommande de faire les incisions *dans les endroits les plus engorgés des veines*; mais il ne conseille ce moyen que dans le cas où, *par hasard*, n'aurait pas réussi un emplâtre, indiqué comme souverain, par Ravaton, et qui ne contient guère moins d'ingrédients que la thériaque.

(2) A en juger d'après les anciens auteurs, ce n'était pas seulement contre la dilatation variqueuse du cordon testiculaire qu'étaient recommandés tous ces procédés d'excision, de cautérisation, etc., mais aussi contre la dilatation variqueuse des grandes lèvres. Ainsi Aëtius, qui consacre à peine quelques lignes à l'histoire et au traitement du varicocèle chez l'homme, décrit tout au long, d'après la célèbre Aspasie (*de Hernia vari-*

alors, *ad extremos morbos extrema remedia.* Mais dans les cas beaucoup plus fréquents où la vie des malades ne serait pas compromise, si intense que soit la gêne et la douleur, il répugnera au chirurgien de mettre en œuvre des moyens aussi périlleux, et il sera réduit à déplorer les progrès d'un mal qu'il ne peut ni guérir ni entraver.

« Tous les auteurs, écrit Dionis, (*Op. de* » *chir.* quatrième démonst.) conviennent que » l'amputation est le seul moyen de guérir le

cosa, Aspasiæ c. 11.) l'opération du varicocèle chez la femme; ce passage d'Aëtius est du reste trop curieux pour ne pas être cité textuellement :

« Hernia quoque sive ramex varicosus in pudendi alis nasci solet, et est venarum ampliatio, similis varicibus in cruribus fieri solitis. Proinde in hujus curatione sectionem recta in superficie pro vasis figura facies ; deinde tunicas vasi adhærentes sensim excoriato, et denudatum vas cœca volsella elevato, et duobus vinculis, altero superne altero inferne deligato. Deinde venam secato, velut in venæ sectione ad sanguinem auferendum fieri solet, et detracto sanguine, medium vasis interduo vincula supervacuum amputato. Atque hoc sane omnibus vasis in varicum formam transgressis commune est. Deinde lineamentis sectioni inditis spongiam aceto aut posca imbutam adhibeto, et deinceps ad puris generationem ac reliquam velut ulceris curationem progreditor. » (Aëtius, t. II, *sermo* 17, page 909.)

» cirsocèle. Je trouve le remède pire que le » mal, c'est ce qui fait que je ne m'en suis ja- » mais servi. »

Nous avons vu si souvent à l'Hôtel-Dieu St. Éloi, dit M. Franc, chirurgien interne à cet hôpital, *l'opération du varicocèle, suivie* (entre les mains de Delpech) *d'accidents graves, tels que d'inflammation étendue, d'abcès multiples, de gangrène, etc., que notre opinion est très-bien établie à cet égard : mais nous croyons qu'on doit adopter avec empressement les procédés qui peuvent conduire à la cure radicale sans danger pour les malades.* (Journ. des conn. méd.-chir., tome III, page 16.)

Boyer, Richerand, Astley Cooper, Samuel Cooper, n'hésitent pas non plus à repousser énergiquement toutes les anciennes méthodes; et à déclarer la maladie incurable; enfin la sentence paraissait prononcée sans appel, et la cure radicale du varicocèle semblait à tous les chirurgiens un problême insoluble, lorsque M. Breschet, vivement affecté de la mort d'un célèbre anatomiste allemand, qui était venu exprès à Paris réclamer ses soins pour un varicocèle que rien n'avait pu entraver, résolut de porter ses recherches vers ce point si important et si peu connu de la pathologie. L'entreprise était hardie et pouvait sembler téméraire; l'anathème avait été porté par les maîtres les plus expérimentés contre toutes les méthodes; et la multitude des veines sur lesquelles il fallait agir, leur voisinage des organes de la génération, et enfin surtout leur susceptibilité si grande à s'enflammer au moindre contact, semblaient pour beaucoup des obstacles insurmontables : aussi M. Breschet dut-il apporter dans ses premiers essais une attention extrême et cette lenteur prudente qui dans les cas de réussite assure mieux le succès, et qui dans l'insuccès garantit pour le malade l'innocuité de la tentative.

Dans l'état normal, l'artère testiculaire est unie intimement par du tissu cellulaire au canal déférent, et ces deux vaisseaux sont au contraire facilement séparables des veines, surtout quand elles sont dilatées. C'est sur cette donnée anatomique qu'est fondé le procédé de M. Breschet. La tumeur variqueuse séparée du canal déférent est saisie et comprimée fortement entre les branches d'une pince; l'instrument reste appliqué assez long-temps pour qu'il y ait section des parties molles, étranglement et oblitération des veines ; les parties comprises entre les mors de l'instrument peuvent même être totalement coupées ; on les réunit ensuite après la chute des pinces. La circulation veineuse se trouve nécessairement empêchée dans les gros troncs veineux, elle n'a plus lieu que par les veines capillaires, et la cure radicale du varicocèle est obtenue ainsi de la manière la plus sûre et sans aucun danger pour les malades.

Avant de présenter sur cette méthode des détails plus étendus, voici quelques observations propres à la faire apprécier ; ce sont les premières que j'ai recueillies et les plus défavorables sous le rapport de la durée du traitement ; mais je les donne par ordre de date : on verra plus loin que les diverses modifications que nous avons fait subir à l'instrument, M. Breschet et moi, ont rendu l'opération moins douloureuse et ont apporté dans la durée du traitement une notable diminution (1).

(1) J'aurais pu facilement choisir parmi les observations que possède M. Breschet les plus favorables à sa méthode ; mais je n'ai donné que les observations que j'ai prises moi-même, et afin qu'on ne pût supposer de choix, je les ai données toutes et par ordre de date.

PREMIÈRE OBSERVATION.

Le nommé G***, âgé de 28 ans, confiseur, né à Saulieu, s'aperçut seulement en 1822 qu'il était atteint d'un varicocèle. Il était alors dans l'infanterie de ligne, et il attribue la cause de sa maladie à la fatigue qu'il éprouva dans une rixe où il avait à lutter contre plusieurs soldats. La nuit qui suivit cette lutte, G... éprouva des douleurs à la région lombaire ; les bourses lui semblèrent plus molles et les veines beaucoup plus dilatées qu'à l'ordinaire.

Ce malade n'a jamais fait d'excès vénériens en aucun genre, il n'est jamais monté à cheval. Avant d'entrer au service, son état l'obligeait à se tenir debout toute la journée et à un exercice continuel assez fatigant, mais pendant les dix mois qu'il passa au régiment il n'éprouva aucune fatigue.

Durant les quatre premières années qui suivirent l'apparition du varicocèle, G... souffrit peu, seulement par intervalles, et surtout quand il se livrait avec excès au travail ; mais depuis, les douleurs augmentèrent et devinrent continuelles. Pesanteur aux bourses, au fondement et dans les reins, chaleur à la verge et quelquefois même souffrances très-vives dans les érections et pendant l'émission de l'urine. Le coït ne détermine aucune exaspération des symptômes, mais quelques heures après, ou quelquefois le lendemain, les douleurs deviennent tellement vives que (suivant les propres expression du malade), *elles s'irradient dans tout le corps et jusqu'au bout des doigts.*

La gêne et la douleur devenant de plus en plus intenses, le malade se décide à faire le voyage de Paris, pour être guéri à tout prix, et le 24 septembre 1836 il est reçu à l'Hôtel-Dieu, salle Sainte-Jeanne, n° 56.

Les bourses sont pendantes, molles, et d'une longueur considérable; le testicule gauche descend plus bas que le droit, et au premier abord on le croirait plus volumineux; mais, en faisant le départ des veines qui le surmontent, on sent manifestement qu'il est moins gros. Ces veines constituent une tumeur irrégulière, molle, fluctuante, bosselée, ayant la grosseur d'un œuf de poule, et s'étendant depuis la queue de l'épididyme jusqu'à l'aîne... Le 29 septembre, le scrotum a été rasé, le malade a pris un bain, et il a marché pendant une heure, afin d'augmenter la dilatation des vaisseaux. M. Breschet sépare le canal déférent, le maintient, avec le pouce et l'index, appliqué contre la cloison. Un aide applique une première pince à la partie supérieure du scrotum, et la serre immédiatement de manière à comprimer entre les deux branches toutes les veines dilatées. Le malade, qui est resté debout pendant cette opération, retourne à son lit, soutenu seulement par un infirmier. On met sur le scrotum des compresses imbibées d'eau blanche. Le lendemain on applique la seconde pince à huit lignes environ au-dessous de la première. Le malade a une syncope qui se dissipe en quelques secondes, et les premières douleurs de l'opération une fois passées, il cesse de se plaindre.

On continue à entretenir sur le scrotum des compresses imbibées d'eau blanche. Les symptômes que le malade éprouvait avant l'opération, ont disparu entièrement; les journées sont très bonnes; mais la nuit, le sommeil est souvent interrompu par des érections douloureuses.

Le 7, une légère inflammation du testicule se déclare, la peau des bourses est tendue, très-sensible au toucher.

Le 10, on retire les pinces, la rupture des parties est complète, excepté inférieurement et à la partie externe, un lambeau de peau très-mince a été respecté, et maintient rapprochées les lèvres de la plaie.

Aussitôt les pinces enlevées, les souffrances disparaissent, les érections cessent tout-à-fait. Le 14, le malade se lève.

IIe OBSERVATION.

François F..., âgé de 25 ans, élève en pharmacie, né à Mâcon, d'une constitution robuste, d'un tempérament sanguin, fut averti seulement au conseil de révision qu'il était affecté d'un varicocèle à gauche. Il s'était bien aperçu quelques années auparavant qu'une de ses bourses était plus volumineuse que l'autre et descendait plus bas; il avait même remarqué qu'après de longues marches, la différence entre les deux côtés était très-considérable; mais cette infirmité n'avait jamais autrement éveillé son attention, et jamais il n'en avait éprouvé ni douleur ni gêne appréciable. Du reste, il ne se rappelle pas quelle circonstance a pu donner naissance à cette maladie. Il n'a jamais fait de longues marches, jamais de courses à cheval, pas d'excès vénériens, pas de constipations.....

A vingt-un ans, c'est à-dire un an après cette déclaration officielle du varicocèle, il quitta la pharmacie pour se faire voyageur de commerce, et pendant une année entière il fit tous les jours huit à dix lieues à cheval. Cet exercice pénible accrut le développement de la maladie. Tous les soirs la tumeur était plus volumineuse, et F... éprouvait un sentiment de pesanteur et de chaleur plus incommode. Bientôt l'équitation lui fut impossible; la marche devenait douloureuse pour peu qu'elle fût de longue durée. F... fut obligé de voyager en voiture, mais cet exercice était encore trop pénible pour lui, et il fut forcé d'y renoncer.

Les seuls soulagements que le malade pût se procurer étaient les plaisirs vénériens, et toutes les fois qu'après les fatigues nécessitées par son état, il éprouvait de trop vives douleurs, il avait recours à son spécifique ordinaire. Il paraît même qu'il en fut de ce remède comme il en est des autres, et que le malade alla en augmentant les quantités, car si nous devons le croire, six à sept doses par jour étaient à peine suffisantes à la fin pour servir de palliatif au varicocèle.

Comme le malade voulait se soulager à tout prix, il dut nécessairement s'exposer beaucoup, aussi n'est-il pas étonnant de lui entendre avouer, sept ou huit chaudepisses dans l'espace de trois ou quatre ans. L'affection vénérienne ne modifia en rien, d'après le dire de F..., l'affection principale, et quelles que fussent les douleurs produites par l'urétrite, elles n'augmentaient pas les symptômes du varicocèle. Tant que F... ne prenait qu'un exercice modéré, il n'éprouvait que de la gêne et une pesanteur incommode au scrotum; mais, à la moindre fatigue, ou bien s'il voulait faire seulement quelques pas sans suspensoir, les douleurs devenaient intolérables, et le malade était obligé de prendre la tumeur variqueuse et de la soutenir avec la main.

F... a remarqué que l'humidité avait sur ses souffrances une influence manifeste, qu'elles étaient plus vives quand le ciel était couvert, et qu'au Hâvre, par exemple, et à Paris, où l'atmosphère est plus humide qu'à son pays, il souffrait davantage, tout en ne se livrant pas à de plus grandes fatigues.

Le malade, vivement affecté de cet état de gêne et de préoccupation continuelle, entra à l'Hôtel-Dieu le 27 septembre 1836, et fut couché au n° 53 de la salle Sainte-Jeanne. Le varicocèle offre à peu près le même développement que dans l'observation précédente; le testicule gauche est évidemment moins gros que le droit; il est aussi plus mou, et le plexus veineux spermatique du côté droit, quoique beaucoup moins développé que celui du côté gauche, paraît cependant plus volumineux qu'à l'état normal.

L'opération est faite le 8 novembre, après les précautions ordinaires. Les deux pinces sont appliquées immédiatement. Le malade supporte l'opération debout, sans se plaindre et sans souffrir beaucoup.

Le 19, on enlève les pinces. Pendant les douze

jours qu'elles sont restées appliquées, le malade ne se plaint que des érections douloureuses qui le tourmentent pendant la nuit, et que les potions camphrées et les lotions d'eau froide calment, mais ne peuvent faire cesser entièrement. Ces érections retardent même beaucoup la guérison en déchirant les cicatrices commençantes, et en empêchant la réunion des lambeaux.

Le 26 décembre, la cicatrisation est presque complètement achevée, et le malade demande à sortir de l'hôpital. Le soir même de sa sortie, F..., peu habitué à une telle continence, se dédommage amplement d'aussi longues privations, et il n'éprouve, après ces abus vénériens, ni la gêne, ni la douleur qu'il ressentait avant d'être opéré.

Le 5 janvier, c'est-à-dire onze jours après sa sortie de l'hôpital, le malade revient me voir; il a beaucoup marché, il s'est livré à des excès en tout genre, et il n'a éprouvé aucun des symptômes qui le tourmentaient auparavant. Les veines oblitérées sont dures et réduites à un petit calibre; au niveau de chaque cicatrice on trouve un espace longitudinal, dans lequel évidemment il n'y avait pas le moindre vaisseau variqueux. Le sang cesse d'affluer quand le malade est debout, il peut marcher avec la plus grande facilité sans suspensoir, cependant nous lui recommandons de le garder encore.

Outre les résultats généraux relatifs à la guérison, résultats sur lesquels nous reviendrons plus loin, et qui sont communs du reste à toutes les observations dont nous donnerons le résumé, ces deux premiers cas nous présentent un phénomène assez curieux, que la physiologie explique facilement, mais qui serait cependant assez difficile à prévoir de prime-abord : je veux parler du soulagement marqué, éprouvé par ces deux malades pendant et immédiatement après le coït, et de la recrudescence si violente des symptômes le lendemain de l'acte vénérien. En effet, le spasme et la rétraction des bourses qui suivent toujours l'émission du sperme tendent à refouler le sang veineux arrêté dans la tumeur variqueuse, et à faciliter son ascension vers le cœur: de là le soulagement que les malades ressentent après le coït ; mais cet effet n'est que momentané, et après cette contraction toute spasmodique des tuniques scrotales, doit nécessairement survenir un relâchement plus considérable ; les muscles fatigués ont encore moins d'énergie pour soutenir le testicule, et la gêne et les douleurs reparaissent avec plus d'intensité qu'auparavant. Tous les malades que j'ai interrogés sur ce point ont confirmé ce résultat ; et s'il ne se trouve énoncé dans aucune des observations qui suivent, c'est uniquement pour éviter les répétitions, et parce que du reste je n'ai trouvé aucun fait contradictoire.

IIIe OBSERVATION.

Auguste Ben..., âgé de dix-huit ans, étudiant en droit, né dans le département du Rhône, entra à l'Hôtel-Dieu le 17 novembre 1836, salle Sainte-Jeanne, n° 11, pour y être traité d'un varicocèle à gauche. Le malade a toujours eu les bourses pendantes; mais, excepté une gêne assez grande quand il avait beaucoup marché, il n'a jamais rien éprouvé qui pût lui faire soupçonner l'affection dont il est atteint, ce n'est qu'au conseil de révision, où il se présenta pour contracter un engagement volontaire, qu'on lui apprit qu'il avait un varicocèle. Interrogé sur les causes probablesde cette infirmité, Ben... ne sait à quelle circonstance la rapporter; il marche beaucoup, fait quelquefois à la chasse sept ou huit lieues en un jour, monte souvent à cheval et toujours sans suspensoir; mais tous ces exercices, quoique produisant parfois une sensation vague de gêne et de douleur, qu'il ne savait à quoi rapporter, ne causèrent jamais de symptômes assez intenses pour engager le malade à consulter un médecin, et s'il veut être opéré, c'est uniquement pour prévenir les progrès du mal, et surtout afin de quitter l'étude du droit, pour embrasser l'état militaire.

L'opération, qui a eu lieu le 25 novembre, a été peu douloureuse, et le malade, quoique sur le point de tomber en syncope, recouvre bientôt complètement ses sens, et retourne à son lit, soutenu seulement par un aide ; chaleur et élancements dans les testicules pendant une heure... Tout le temps qu'a duré la compression, c'est-à-dire du 25 novembre au 7 décembre, Ben... a eu quelques élancements dans le testicule, et des douleurs, peu vives à la vérité, mais assez fréquentes, et causées surtout par les érections.

Le 7, on enlève les pinces, la section des tissus n'est pas complète, et il reste entre les lambeaux de chaque incision environ l'épaisseur d'une demi-ligne qui n'a pas été divisée à la partie interne. Cette section est complète, au contraire, à la partie externe. Le testicule est légèrement enflammé, il est d'un tiers plus gros que le droit, mais au bout de quelques jours cette inflammation a complétement disparu.

Les jours suivants, rien à noter de particulier, si ce n'est un léger gonflement à l'aîne, produit par l'inflammation sympathique d'un ganglion ; cette inflammation disparaît rapidement.

Le 10, le malade se lève, les érections ont cessé d'être douloureuses, la cicatrice se fait rapidement.

Le 21, le malade a marché une grande partie de la journée, et le soir on n'apercevait aucune veine dilatée. Le 30 il sort parfaitement guéri ; j'ai revu ce malade il y a deux mois, tous les signes du varicocèle ont complètement disparu.

IVe OBSERVATION.

Au nº 80 de la salle Sainte-Jeanne, est couché le nommé André Dromer, journalier, âgé de trente-cinq ans, né à Saint-Bonner (Orne); cet homme d'une constitution faible, d'un tempérament nerveux, éprouva, il y a environ six mois, une sensation pénible de gêne et de pesanteur au côté gauche du scrotum, avec des douleurs sourdes à la région lombaire du même côté; comme ces symptômes coïncidaient avec ceux d'une gonorrhée déjà ancienne, le malade pensa qu'ils en étaient la conséquence, et il n'y fit qu'une médiocre attention; néanmoins, désirant avant de retourner dans son pays faire passer ce qu'il considérait comme *un reste de chaudepisse*, il alla consulter un médecin qui reconnut le varicocèle et engagea le malade à entrer à l'Hôtel-Dieu dans le service de M. Breschet.

Dromer, qui est sujet depuis plusieurs années à des attaques épileptiformes, attribue son infirmité à quelque coup qu'il aura reçu à la région scrotale pendant un de ces accès, mais il ne peut rien préciser à cet égard; il n'est pas sujet à la constipation, et toutes ses fonctions se font d'une manière normale. Depuis l'âge de quatorze ans jusqu'à vingt et un, époque de son mariage, il s'est livré avec fureur à la masturbation; il est tourmenté aussi d'hémorrhoïdes internes qui coulent environ tous les trois à quatre mois.

La tumeur variqueuse ne présente rien de particulier, elle offre à son plus grand développement le volume d'un œuf de poule d'une médiocre grosseur: le testicule du côté gauche est manifestement plus petit que celui du côté droit, et Dromer s'est depuis longtemps déjà aperçu de cette différence.

L'opération a été pratiquée le 15 février, le malade a éprouvé quelques mouvements convulsifs qui ont cédé promptement aux antispasmodiques, et qui du reste se manifestent chez lui aux moindres excès et à la moindre contrariété. Le soir, l'écoulement blennorrhagique qui avait cessé presque complètement, et dont on ignorait même l'existence avant l'opération, reparaît tout-à-coup beaucoup plus abondant, plus foncé. Le malade éprouve de vives douleurs au scrotum et à l'aîne, l'émission de l'urine est impossible, et on pratique le cathétérisme.

Le 16, céphalalgie intense; cependant la fièvre est moins grande, les douleurs sont moins vives, quoique le testicule et l'épididyme soient gonflés.

Le 18, tous ces symptômes se sont amendés, les nuits sont bonnes, la fièvre a disparu, les souffrances sont beaucoup moins grandes; l'émission de l'urine est néanmoins toujours impossible, et on continue à sonder le malade.

Le 24, le gonflement du scrotum, du testicule et de l'épididyme a beaucoup diminué; l'écoulement est moins abondant, la rétention d'urine persiste toujours; le cathétérisme ne cause aucune douleur.

Le 28, on enlève les pinces, la section est complète au niveau de la pince inférieure, mais supérieurement les tissus ne sont pas entièrement incisés.

Les jours suivants des symptômes de cystite et un

érysipèle au scrotum se déclarent, mais ces accidents cèdent promptement sous l'influence d'un traitement approprié.

Depuis le 10 mars, le malade urine spontanément.

Le 28, la cicatrisation des plaies est complète, la tumeur variqueuse ne se manifeste plus dans les circonstances qui la développaient auparavant, le varicocèle est guéri radicalement, mais l'écoulement blennorrhagique continue, des végétations se sont montrées à la base du gland, et le malade reste à l'hôpital pour s'y soumettre à un traitement antisyphilitique.

De tous les malades opérés par la méthode de M. Breschet, il n'en est pas qui ait présenté autant d'accidents que celui dont on vient de lire en dernier lieu l'observation. Sans doute cet homme affaibli par des maladies antérieures, sujet assez fréquemment à des accès d'épilepsie, devait offrir une grande prise aux influences pathologiques; mais la circonstance la plus remarquable, c'est le passage de l'urétrite chronique à l'état aigu, sous l'influence de la compression, et par suite l'orchite, l'épididymite et les autres accidents qui sont venus chez cet homme retarder la guérison, sans toutefois mettre sa vie en danger.

Trois des malades opérés par les pinces sont dans le même cas que Dromer; l'un d'eux fut opéré au cinquième jour d'une urétrite aiguë (*obs. n°* VI), deux autres avaient un écoulement chronique (*obs. n°* II et VII); chez tous les trois la marche de l'opération se ressentit évidemment de cette complication, mais à un degré incomparablement moindre que chez Dromer. Ainsi chez les malades des numéros II et VII il y eut seulement une légère orchite, et la cicatrisation sembla marcher plus lentement, tandis que chez le sujet de la sixième observation, l'inflammation du testicule et de l'épididyme fut un peu plus intense, mais se dissipa assez promptement cependant, puisque juste un mois après l'opération le malade sortait et avait repris ces occupations habituelles.

D'après les quatre observations qu'on vient de parcourir, on voit facilement que si la méthode est sûre, facile et exempte de tous dangers, la réunion complète des lèvres de cette double plaie a été lente, difficile, et la cicatrice définitive d'assez longue durée. En effet les lambeaux, outre la difficulté de les maintenir affrontés par un bandage approprié, sont toujours écartés l'un de l'autre par la disposition même des parties; car tandis que les érections portent la lèvre supérieure de la plaie en haut, le poids du testicule entraîne en bas la lèvre inférieure. Les cicatrices naissantes se trouvaient ainsi déchirées souvent par la violence des érections, et les moyens contentifs employés pour obvier à ces inconvénients étaient difficiles à appliquer, souvent infidèles, et toujours gênants pour le malade.

Ces inconvénients réels de la méthode m'ont inspiré l'idée de donner à la pince une disposition telle qu'en comprimant toute la partie variqueuse, on pût laisser intact, à la partie externe, un pédicule formé par la peau seule, qui servirait de bride et maintiendrait en rapport les lambeaux des deux plaies si difficiles auparavant à réunir.

Cet effet était facile à obtenir, mais comme il était impossible de savoir au juste, avant d'appliquer les pinces, quelle longueur devaient avoir leurs branches, j'ai ajouté à l'instrument de petites plaques qui, s'abaissant à volonté, au moyen d'une vis, continuent la pression dans toute la partie qu'on veut mortifier, et permettent de donner au pédicule externe une dimension convenable. M. Breschet, qui adopte avec empressement toutes les innovations qu'il croît utiles aux malades, approuva cette modification de son instrument, et résolut de l'employer à la première occasion.

Le premier malade sur lequel les nouvelles pinces furent appliquées, avait déjà été opéré une première fois l'année précédente, mais les pinces n'étaient pas assez longues, et toutes les veines ne furent pas comprises entre les mors ; le succès ne fut pas complet, et quoique le malade eût éprouvé un soulagement manifeste, cependant le résultat de cette première application lui faisait espérer une guérison plus complète après une seconde opération qu'il réclama avec instance; du reste, l'histoire de ce malade est trop intéressante sous plusieurs rapports, pour être passée sous silence, et nous allons la donner avec quelques détails.

Ve OBSERVATION.

M. B..., architecte, âgé de vingt-deux ans, d'une bonne constitution, d'un tempérament bilieux, est affecté depuis son enfance d'un double varicocèle beaucoup plus volumineux à gauche qu'à droite. C'est vers l'âge de sept ans qu'en se baignant avec ses camarades il s'aperçut qu'une de ses bourses était différente de l'autre. Non-seulement elle descendait plus bas, mais elle ne présentait pas au toucher la même sensation que celle du côté droit. Le testicule paraissait comme perdu au milieu de nodosités molles, fluctuantes, très-variables du reste, suivant le moment auquel on les examinait. Ainsi, pendant les chaleurs le scrotum du côté affecté offrait un volume plus considérable que dans les temps froids. Ce volume augmentait assez rapidement après la moindre fatigue, mais surtout après de longues courses. Le malade nous dit que jusqu'à l'âge de neuf à dix ans cette augmentation allait environ au double du côté opposé. En général il éprouvait peu de gêne, mais lorsqu'il était fatigué, ou qu'il avait beaucoup marché, il ressentait une douleur assez vive qui remontait jusqu'à l'aîne.

Jamais ce jeune homme n'a eu l'habitude de la masturbation; aujourd'hui même, quoique âgé de vingt-deux ans, il n'a pas encore vu de femmes; et sur ce point sa franchise habituelle est un sûr garant de la vérité de cette assertion. Jusqu'à dix-huit ans il n'y eut rien à noter de particulier, seulement la gêne que le malade éprouvait pendant la marche croissait insensiblement, les douleurs ne se montraient qu'à de rares intervalles, dans les circonstances que nous avons notées plus haut, et jamais elles n'ont été assez violentes pour que le malade les rapportât à une affection particulière. Il voyait bien que ce développement du scrotum à gauche n'était pas ordinaire, mais il l'attribuait seulement à une disposition organique, et nullement à une disposition morbide. A dix-huit ans la tumeur formée par les veines descendait jusqu'au tiers inférieur de la cuisse, et avait au moins deux décimètres quarante centimètres de longueur. Ce volume était même tellement considérable, que le jeune homme, honteux de l'énorme saillie que faisait la tumeur à travers le pantalon, n'osait se présenter nulle part.

Malgré l'usage du suspensoir, le varicocèle fit toujours des progrès, et on conseilla enfin au malade de venir à Paris réclamer les secours de l'art. Il fut adressé à M. Breschet, et opéré le 28 novembre 1836.

A cette époque, le varicocèle était gros comme la tête d'un enfant à terme; les vaisseaux formaient, à la région inguinale, vers l'anneau, une saillie si considérable, qu'au premier abord on aurait pu croire à une hernie. Le testicule était moins gros que celui du côté sain.

Pendant tout le temps que les pinces restèrent appliquées, le malade eut des érections douloureuses qui cédèrent seulement aux pilules de camphre. La suppuration s'établit au bout de six à sept jours, et le dixième jour les pinces tombèrent.

L'opération n'eut pas un succès complet, une des plus grosses veines avait échappé à l'action des pinces, de sorte que le sang affluait encore avec abondance, et quelques mois après, la tumeur reparut. Cependant la plupart des veines qui formaient l'ancien plexus, et surtout toutes celles qui se trouvaient à la partie externe du scrotum avaient été oblitérées, aussi la tumeur était-elle beaucoup monis volumineuse. Le malade nous donnait une idée de cette différence en nous disant qu'avant l'opération les plus grands suspensoirs étaient trop petits pour lui, tandis que depuis les plus petits étaient assez grands. Malgré cette diminution dans le volume de la tumeur, B... éprouvait encore une gêne assez grande. Ennuyé surtout d'être forcé de remettre à chaque instant dans le suspensoir les bourses qui s'en échappaient, il demanda à être opéré de nouveau.

L'opération fut pratiquée le 8 juin, à sept heures du matin, par M. Breschet, en présence de plusieurs élèves en médecine. Aulieu des pinces anciennes, on appliqua à la partie supérieure la nouvelle pince dont j'ai parlé plus haut, et à la partie inférieure la pince ordinaire de M. Breschet.

Pendant et quelques heures après l'opération, le malade éprouva des douleurs assez vives à l'aîne; mais ces douleurs se calmèrent bientôt et le soir elles avaient entièrement disparu. Lotions d'eau blanche; lavement simple; potage.

Les jours suivants, le malade n'éprouve aucune douleur pendant la journée, mais des érections assez fréquentes la nuit.

Le 15, les pinces ne tiennent presque plus, et les parties molles sont presque entièrement divisées. Douleurs locales assez vives et qui tiennent sans doute à ce que les pinces, moins bien maintenues par le scrotum, font éprouver par leur poids des tiraillements pénibles.

Le 16 on retire les pinces. La division est complète à la partie inférieure; elle est complète aussi en haut, excepté toutefois au bord interne du scrotum, où un pédicule de deux lignes a été conservé.

Le 17 et les jours suivants, le gonflement et l'infiltration des parties diminuent insensiblement; plus de douleur, plus d'érections.

Le 21 on reconnaît, en palpant les bourses, l'absence des gros troncs veineux qui sillonnaient la tumeur. Les deux lèvres de la plaie supérieure maintenues par le lambeau externe sont exactement rapprochées; à la partie inférieure, au contraire on est obligé de les réunir avec des bandelettes.

Le 6 juillet, la plaie inférieure est presque entièrement cicatrisée, le malade sort et reprend ses occupations habituelles.

VIe OBSERVATION.

M..... ingénieur civil, âgé de vingt-cinq ans, fut adressé à M. Breschet par le docteur Boyveau pour être guéri d'un varicocèle à gauche. La veille du jour fixé pour l'opération, le malade aperçut les symptômes d'une blennorrhagie, mais pressé par le temps et désirant être débarrassé au plus tôt, il dissimula l'affection vénérienne, et fut opéré le 28 juin 1837. Pas de syncope, douleur pendant deux heures environ après l'opération, sommeil paisible la nuit, mais interrompu cependant par des érections fréquentes.

Le 7, la pince supérieure ayant incisé complètement les tissus, on l'enlève et on resserre la pince inférieure qui à son tour est enlevée le 11. La peau est incisée dans toute son épaisseur et dans toute son étendue ; seulement un faible pédicule est conservé à la partie externe, et empêche les lambeaux de s'écarter.

Le 12, une orchite assez intense se déclare sans autre cause connue que la blennorrhagie, mais cet accident cède bientôt aux bains et aux topiques émollients. Le 22, on applique des bandelettes pour consolider la réunion des lambeaux. Le 28 juillet, le malade sort et reprend ses occupations ordinaires; il ne reste plus qu'une petite surface non cicatrisée.

Deux mois après la guérison, j'ai revu M..., il avait fait d'assez longues marches, et les signes du varico èle avaient complètement disparu.

VIIe OBSERVATION.

M. M..., âgé de trente-six ans, affecté d'un varicocèle très-douloureux, fut adressé de St.-Pétesbourg à M. Breschet, par le docteur Arendt, chirurgien de l'empereur de Russie. Le malade ne s'aperçut de cette infirmité qu'à vingt-cinq ans, il ne sait à quelle cause l'attribuer. Il a eu plusieurs gonorrhées, des chancres et un bubon du côté gauche. Il a servi comme officier dans la cavalerie, mais à cette époque le varicocèle ne lui causait qu'une gêne médiocre; c'est seulement depuis plusieurs années que l'intensité des symptômes a augmenté : la gêne est considérable, les douleurs sont vives et fréquentes, et deviennent insupportables après la moindre fatigue. M..... ne peut marcher deux minutes sans suspensoir, et pour peu qu'il cesse de soutenir les bourses, il éprouve des douleurs telles qu'il les compare à celles qu'a produites la pression des pinces au moment de l'opération.

La continence augmente beaucoup ses souffrances: aussi emploie-t-il souvent le remède dont nous avons parlé plus haut (page 72, IIe observation), et avec les mêmes résultats.

La tumeur variqueuse est peu développée, le testicule gauche est moins gros que le droit, qui lui-même ne paraît pas avoir le volume normal. L'application des pinces a eu lieu le 15 juillet; jusqu'au 27, jour où elles furent retirées; le malade a éprouvé des douleurs très-vives, surtout pendant les érections qui étaient très-fréquentes.

Le 2 août, M.... se lève, mais il se déclare une légère orchite, qui cède facilement aux topiques émollients (le malade est affecté d'une blennorrhagie chronique).

Le 18, le malade sort, les plaies sont bien réunies, mais non entièrement cicatrisées.

VIIIe OBSERVATION.

M..., avocat, âgé de vingt-six ans, d'une constitution faible, d'un tempérament nerveux et lymphatique, est affecté depuis six ans d'un double varicocèle : la gêne et les douleurs sont considérables, mais du côté gauche seulement; l'affection ne se révèle à droite que par le toucher, et elle n'a jamais de ce côté donné lieu aux symptômes qui existent de l'autre. Le testicule gauche est très-mou, il n'a pas le volume d'une grosse noisette; le droit offre évidemment aussi un commencement d'atrophie, mais à un degré beaucoup moins avancé.

Opéré le 18 juillet, le malade supporte l'opération sans se trouver mal. Un peu de fièvre les jours suivants.

Le 23, céphalalgie, quelques vomissements de bile.

Le 24, mieux général.

Le 27, on enlève les pinces, et on réunit avec des bandelettes.

Le 6 août, M..., quoique les plaies ne soient pas entièrement cicatrisées, part pour le midi de la France, et fait en trois jours et sans en être incommodé, un voyage de quatre-vingts lieues (1).

Non-seulement chez ces quatre malades la durée du traitement a été moindre, puisque nous avons une moyenne de vingt-huit jours au lieu de quarante, comme dans la première

(1) Ce malade, un mois après son départ de Paris, nous écrivit que le testicule gauche était presque entièrement atrophié ; mais ce résultat, que M... attribue au traitement, a continué malgré l'opération et non par suite de l'opération. Nous avons établi dans l'observation que le testicule n'avait pas le volume d'une noisette : or, il n'est pas étonnant qu'une fois dégagée de ce plexus variqueux qui l'entourait, la glande ait paru au malade encore moins grosse qu'elle n'était avant. Dans aucun cas on n'a observé l'atrophie du testicule survenant comme conséquence de la compression des vaisseaux variqueux, et au contraire, nous avons vu plusieurs fois cet organe reprendre peu à peu son volume après l'opération, et dès qu'il cessait d'être comprimé par les veines dilatées.

série d'observations, mais encore les lambeaux étant maintenus dans leur situation normale pendant le travail de réunion, la cicatrisation devait être beaucoup moins difforme.

Avant ces résultats de l'expérience, on aurait pu craindre que l'influence d'une compression si voisine ne s'étendît jusqu'au lambeau qu'on voulait conserver, et n'en produisît la gangrène; mais si faible et si ténu que soit ce pédicule cutané, nous nous sommes convaincus que jamais il n'était mortifié.

Malgré cette modification de l'instrument, il était facile de voir qu'on pouvait le perfectionner encore; ainsi le maniement de deux vis était très-incommode, et quoiqu'au premier abord rien ne semblât plus facile que de faire marcher les deux branches parallèlement, il fallait une grande habitude pour parvenir à ce résultat et pour obtenir un pression égale aux extrémités opposées de la pince. Les deux vis furent donc remplacées par une seule, ce qui rendit le mécanisme de l'instrument beaucoup plus simple. La largeur des mors de la pince fut en outre diminuée des deux tiers, ce qui dut donner une section plus prompte et beaucoup plus nette. Enfin à ces modifications que je fis exécuter par l'habile M. *Charrière*, M. Breschet ajouta, pour augmenter la pression, une lame mobile qui, cachée dans la branche supérieure, et parallèlement à son axe, s'abaisse à volonté au moyen de deux vis placées à chaque extrémité.

Dans la plupart des opérations, la perfection de l'instrument est tout-à-fait accessoire; c'est la main du chirurgien surtout qui agit, et les complications d'appareils sont souvent moins utiles qu'embarrassantes; mais dans certains cas exceptionnels où l'instrument une fois placé doit agir seul, et où son mécanisme doit même opérer une action d'une certaine durée, nul doute que ce mécanisme ne soit de la plus haute importance, et qu'il n'exerce une remarquable influence sur la guérison de la maladie.

Cette réflexion est surtout applicable à la cure du varicocèle par la compression. Ainsi, après avoir vu la durée du traitement modifiée d'une manière heureuse dans cette seconde série d'observations que nous venons de présenter, on va voir ce résultat encore plus favorable dans la troisième série de malades chez lesquels nous avons employé un instrument meilleur, la méthode d'ailleurs restant toujours la même.

IXe OBSERVATION.

M. de B...., âgé de vingt-sept ans, propriétaire dans le département de Vaucluse, fait remonter l'origine de son varicocèle à un coup violent qu'il reçut sur le testicule il y a environ deux ans. Des applications de glace et des frictions mercurielles triomphèrent facilement de l'inflammation, mais depuis ce temps, M... a éprouvé tous les signes du varicocèle. Forcé de renoncer à la chasse et à l'équitation, M... consulta, mais en vain, toutes les célébrités médicales du midi de la France. Enfin désespéré, il allait se livrer entièrement à un homéopathe qui ne lui demandait qu'un mois pour le guérir, lorsque M. le docteur Miquel lui conseilla de s'adresser à M. Breschet.

L'opération eut lieu le 30 juillet. Le 12 août on enleva les pinces, et le 5 septembre les petites plaies étant parfaitement cicatrisées, M. de B... quitta Paris pour faire un voyage de cent cinquante lieues.

Xe OBSERVATION.

Chamousset, planeur en cuivre, âgé de trente-cinq ans, entra à l'Hôtel-Dieu le 31 juillet 1837, pensant être affecté d'une hernie à gauche. On reconnaît facilement qu'il n'existe aucun symptôme de hernie, mais bien un varicocèle très-développé. Les veines du côté droit sont aussi très-dilatées, et des varices assez volumineuses sillonnent les jambes et les cuisses.

Opéré le 9 août, le malade n'éprouve qu'une très-faible douleur qui cesse complètement dans l'après-midi. Pas d'érections, pas de fièvre.

On retire les pinces le dixième jour. Le 25 la réunion est complète pour la section supérieure. Pour la plaie inférieure, au contraire, les deux lambeaux n'étant pas maintenus à leur partie externe, on est obligé de les réunir avec des bandelettes agglutinatives. (On avait appliqué inférieurement une pince ancienne sans mortaise.)

Le 1er septembre, la guérison paraît complète ; le malade, après de longues marches, n'éprouve aucun des symptômes qu'il ressentait auparavant. Le 11 septembre la cicatrisation est parfaite, il sort de l'hôpital.

XIe OBSERVATION.

M. M...., commis marchand, âgé de vingt-sept ans, fut adressé dans le mois d'août à M. Breschet par M. Lisfranc, pour être traité d'un varicocèle à gauche. Le côté droit est aussi le siége d'une tumeur variqueuse assez developpée, mais c'est à gauche que se rapportent tous les symptômes de gêne et de douleurs. Le testicule de ce côté est notablement diminué, et l'autre paraît aussi un peu moins gros, et surtout moins consistant qu'à l'état normal.

M. M... éprouve pendant les changements de temps ou quand l'atmosphère est humide, une gêne beaucoup plus grande. La station assise est surtout pénible pour lui ; et après un quart d'heure il est absolument forcé de se lever. La sueur et l'excrétion cutanée sont incomparablement plus considérables au côté gauche qu'au côté droit du scrotum.

Les pinces sont appliquées le 12 août, et enlevées le 21.

Le 28 le malade quitte la chambre, et le 6 septembre il reste levé toute la journée et reprend ses fonctions au magasin.

Plus de quatre mois après (20 décembre), le malade vint me revoir; il avait à dessein marché depuis six heures du matin, et la tumeur variqueuse avait complètement disparu. On sent quelques faisceaux durs et très-résistants, ce sont des veines oblitérées. Du reste, depuis l'opération, M. M... n'a plus éprouvé aucun des symptômes qu'il ressentait avant; les plus longues marches ne lui causent aucune gêne, et il se considère lui-même comme parfaitement guéri.

XIIe OBSERVATION,

Rédigée par le malade lui-même.

« S.P., âgé de vingt-deux ans, étudiant en médecine, entra à l'Hôtel-Dieu, salle Sainte-Jeanne, n° 5, le 23 août 1837, pour y être opéré d'un varicocèle à gauche. Dès son enfance, le malade s'était aperçu que la bourse gauche était plus volumineuse que la droite; vers l'âge de quinze ans, son volume s'accrut rapidement, et elle commença à l'incommoder par son poids, mais sans lui causer de douleur. Ce développement rapide fut attribué par le malade à la masturbation. Deux ans plus tard, après avoir inutilement essayé les lotions astringentes, il prit un suspensoir, et put, à l'aide de ce moyen, marcher sans être incommodé; depuis lors la tumeur n'éprouva aucun changement jusqu'à l'époque où il entra à l'Hôtel-Dieu. La tumeur avait le volume d'un œuf de poule; elle s'étendait depuis le bord supérieur du testicule jusqu'à l'anneau; elle était molle, indolente, disparaissant par la position horizontale, augmentant par la chaleur, la station debout et les efforts.

» Le 23 août 1837, l'opération fut faite en présence des élèves, par M. Breschet aidé de M. Landouzy; l'application des pinces causa une douleur assez vive qui disparut presque immédiatement après; aucun accident ne se manifesta. Le malade ressentit seulement quelques douleurs sur le trajet des pinces, et fut tourmenté les deux premières nuits par des pollutions nocturnes sans érections.

» Le septième jour, les pinces furent enlevées; dès lors l'anneau parut libre des veines qui l'obstruaient. Le testicule était gonflé et légèrement sensible à la pression; ce gonflement disparut promptement, et le 10 septembre le malade quitta l'hôpital. Néanmoins ce ne fut que quelques jours après que la cicatrisation fut complète.

» Un mois après la sortie du malade, l'anneau est toujours complétement libre des veines qui l'obstruaient; la bourse gauche est encore un peu plus volumineuse que la droite, mais son volume ne varie plus selon la position que prend le malade, et le sentiment de gêne et de pesanteur ont presque entièrement disparu. »

XIIIe OBSERVATION.

M. H..., âgé de trente ans, d'une bonne constitution, ayant eu plusieurs maladies vénériennes, attribuait à un engorgement syphilitique l'augmentation du volume du scrotum du côté gauche. Plusieurs médecins qu'il consulta à Londres, lui affirmèrent que c'était un engorgement de l'épididyme qui se résoudrait insensiblement; mais voyant que les mêmes symptômes persistaient, il consulta MM. Lawrence et Brodie, qui reconnurent positivement un varicocèle. Quoique M. H..... n'eût jamais éprouvé d'autres symptômes qu'une gêne médiocre et une légère douleur après de longues marches, il se décida cependant à quitter Londres pour venir à Paris se soumettre aux soins de M. Breschet.

L'opération eut lieu le 20 octobre 1837, en présence de M. G. Petit, chirurgien interne à l'hôpital Necker. Nous appliquâmes, comme chez le malade précédent, deux pinces à plaque et à lame cachée dans la branche mâle. Le 29 octobre la section des parties était complète, excepté à la partie externe, où le pédicule de la peau était conservé. Le 5 novembre la réunion et la cicatrisation des deux plaies étaient terminées, et le 8 novembre le malade repartait pour Londres, parfaitement guéri.

Un fait qui ressort de ces cinq dernières observations, et sur lequel je dois insister, c'est non-seulement la diminution bien marquée des douleurs pendant l'opération, mais l'absence totale d'érections et de souffrances pendant toute la durée du traitement. Dans les premières pinces, la marche parallèle des branches ne pouvant se faire qu'au moyen de deux vis, et ces deux vis ne pouvant être ni serrées en même temps, ni même serrées entièrement l'une après l'autre, il devait nécessairement résulter de cette compression alternative une douleur alternative aussi, et assez intense, en deux points différents; or, non-seulement, par le mécanisme des nouvelles pinces, la douleur de l'application est moindre, mais la pression est plus exacte, plus égale, et la mortification des tissus par conséquent plus rapide.

Quant à l'absence totale de ces érections si douloureuses qu'on a remarquées chez les autres malades, et que rien ne pouvait calmer, elle tient évidemment à la précaution qui a été prise de faire relever la verge contre l'abdomen au moment de l'opération, et de laisser à la racine assez de peau, pour que, dans la plus grande distension du pénis, il n'y eût pas de traction sur les tissus pris entre les branches de l'instrument. Depuis que ce moyen a été adopté, aucun des opérés ne s'est plaint de douleurs pendant les érections. Celles-ci, si fréquentes auparavant, n'ont eu lieu que très-rarement, et jamais elles n'ont déterminé d'autres phénomènes que ceux qui se passent à l'état normal.

Ainsi, voilà cinq observations dans lesquelles une fois les premières souffrances de l'opération passées, les malades n'ont plus éprouvé les moindres douleurs. Il y a eu absence complète de tout accident, cicatrice linéaire et très-peu difforme, et enfin, en vingt-trois jours (terme moyen), guérison radicale et définitive.

Procédés de MM. Frike, Davas, Velpeau, etc.

Depuis le jour où, par la lecture de son mémoire à l'Institut, M. Breschet a montré la possibilité d'obtenir par d'autres moyens que ceux employés par les anciens, la cure radicale du varicocèle, plusieurs autres procédés ont été mis en usage, et opposés même à la méthode par compression.

Ces procédés peuvent être réduits à deux. Dans le premier, on pratique l'acupuncture des vaisseaux variqueux ; dans le second, on étreint les tissus au moyen d'une épingle passée sous la veine, et serrée avec un fil entortillé.

La première méthode, qui consiste à traverser une ou deux fois la veine de part en part, a sans doute son origine dans l'acupuncture que proposa M. Velpeau dans son Traité de médecine opératoire; elle a été étudiée surtout par M. Davat, qui en a fait le sujet de plusieurs publications, et par Frike et Grossheim, qui les premiers l'essayèrent sur l'homme. M. Velpeau l'appliqua deux fois à la cure des varices des jambes; mais, dans ces deux cas, dit M. Dufresse (journal hebdomadaire, 1836, page 265), « ce procédé a été suivi d'une inflam- » mation phlegmoneuse très-étendue en pro- » fondeur et en largeur, accompagnée de fièvre, » soif, rougeur à la langue, fuliginosité des dents, » irritation gastrique, et d'engorgement des gan- » glions de l'aîne. Chez l'un de ces malades, » l'inflammation occupait une grande partie de » la cuisse et le tiers supérieur de la jambe qui » était en suppuration; chez l'autre, la cuisse » était le siége d'un phlegmon terminé par sup- » puration : des abcès se formèrent aux environs » du jarret; ils furent ouverts, et donnèrent » issue à une grande quantité de pus... »

Ces résultats qui, dans d'autres cas, ont été plus funestes encore (1), confirment ce qu'ont dit tous les auteurs sur la susceptibilité des veines à s'enflammer au moindre contact immédiat d'un corps étranger ; aussi cette méthode par acupuncture, à laquelle on peut rattacher les sétons de M. Jamesson, est-elle aujourd'hui ou du moins devrait-elle être complètement oubliée.

La seconde méthode, qui paraît appartenir au professeur Velpeau, quoiqu'on l'ait attribuée à M. Davat, et que M. Franc semble aussi y avoir des droits, consiste à isoler, comme dans le procédé de M. Breschet, les veines variqueuses du conduit déférent, et à passer entre ce conduit et les veines une forte épingle sur laquelle on jette un fil ciré, qui, passé plusieurs fois et serré fortement, comme dans la suture

(1) J'ai vu moi-même l'année dernière ce procédé échouer entre les mains d'un célèbre professeur. Le malade, qui avait été reçu à l'Hôtel-Dieu pour une entorse, demanda à être guéri d'une varice de la veine saphène interne. Deux épingles furent passées, l'une dessous, l'autre à travers le vaisseau. Une phlébite des plus graves se manifesta aussitôt, et emporta le malade en deux jours.

entortillée, doit étreindre les veines, et par suite les oblitérer.

Sans contredit, ce procédé est beaucoup moins dangereux que le précédent, dans lequel on passe le fil ou l'épingle à travers la veine, mais il ne paraît pas non plus à l'abri de tout accident.

Dans la compression par les pinces, les parois des veines affaissées et mises en contact dès les premiers jours, contractent une adhésion progressive qui a pour but d'empêcher l'absorption du pus par des orifices béants. Quand, par les progrès de la section, le fer arrivera à toucher la veine, ce contact n'aura plus lieu immédiatement; des caillots oblitérateurs se seront formés, la veine aura contracté des adhérences avec les parties voisines, et la division de tous les vaisseaux variqueux aura lieu sans le moindre accident. Dans le procédé de M. Velpeau, il n'en peut être ainsi : la veine touche directement et immédiatement l'épingle contre laquelle elle est pressée par le fil, et si la phlogose peut être légère dans certains cas, elle peut aussi, dans d'autres, être d'une grande intensité, et produire les plus graves accidents. Qu'on se rappelle les expériences de M. Davat sur les animaux (1), et il sera facile de se convaincre que les épingles passées sous les veines ne sont pas toujours sans danger.

Mais, outre qu'on n'est jamais sûr d'avoir assez bien isolé toutes les veines pour ne risquer d'en blesser aucune, il est encore un écueil assez difficile à éviter, et qui rend l'opération moins simple qu'elle ne paraît au premier abord, c'est le degré de constriction que le fil doit exercer; ainsi, si l'on serre trop fortement ce fil autour de l'épingle, on court risque d'intéresser tout d'abord les parois des veines, et de déterminer une phlébite; et si cette constriction est insuffisante, la circulation veineuse ne sera pas entièrement arrêtée.

Sans doute il paraît plus simple au premier abord d'employer un fil et des épingles que deux pinces d'acier; mais dans une méthode, c'est plutôt l'ensemble de l'opération qu'il faut considérer, que l'instrument avec lequel elle se pratique; une fois le canal déférent séparé, il ne faut pas une minute pour appliquer les deux pinces, tandis que très-probablement ce temps est loin de suffire à deux ou trois sutures

(1) *Archiv. gén. de méd.* 1833, tom. II.

entortillées. Du reste, comme le meilleur moyen de juger les méthodes, c'est d'en comparer les résultats, voici le résumé textuel des quatre observations recueillies dans le service de M. le professeur Velpeau, et publié dans le journal hebdomadaire (1). « Ce procédé, dit l'auteur des observations, M. Dufresse, appliqué à quatre cas de varicocèle, a été suivi chez tous, et surtout chez les trois premiers, d'une vive inflammation terminée dans deux cas par suppuration. Chez un, la tunique vaginale s'est enflammée; sa cavité est devenue le siége d'une abondante suppuration qui, pour être évacuée, a nécessité l'incision de ses parois. »

PREMIÈRE OBSERVATION.

« Un jeune homme, âgé de 22 ans, était couché au n° 2 de la salle Sainte-Vierge; il fut opéré le 20 juillet, après avoir été préparé convenablement.

Les jours qui suivirent l'opération, il eut des coliques, et des douleurs se firent sentir dans les reins. Le 26, les épingles furent retirées, la partie du scrotum, comprise dans la ligature, se mortifia, et il y eut alors une plaie suppurante, dont l'inflammation s'étendit à tout le scrotum; qui devint rouge, gonflé

(1) Du varicocèle et de son traitement curatif par l'étranglement des veines, par M. Dufresse, D. M. P.

et tendu ; de la fièvre, de la soif pour symptômes généraux. Les bourses furent simplement enveloppées dans des cataplasmes émollients, et au bout d'un mois, le malade sortit parfaitement guéri de son infirmité ; il resta encore long-temps en qualité d'homme de peine à l'hôpital, et le varicocèle n'a pas reparu. »

IIe OBSERVATION.

« Au n° 4 de la même salle était couché le nommé Lefèvre, âgé de 32 ans ; ce malade fut opéré le 31 mai 1835. Il se developpa autour de l'épingle, qui fut retirée le sixième jour, une inflammation qui s'étendit à tout le scrotum, et se termina par suppuration ; bientôt elle se calma, et le 19 juillet la guérison du varicocèle était complète. Mais vers cette époque il se développa dans les parties latérales gauches de l'abdomen une tumeur... Le 14 août, une ponction explorative fut faite dans cette tumeur, et il n'en sortit que quelques gouttes de sang. A dater de ce moment, la tumeur grossit, le malade maigrit, tomba dans le marasme, et succomba le 22 septembre. A l'autopsie, on trouva les intestins recouverts d'une matière noire et pultacée, et sur le côté gauche de la colonne vertébrale, une tumeur dépassant le volume de la tête d'un adulte, circonscrite entre la rate, le rein gauche et les intestins, qui étaient refoulés par elle, surtout le colon descendant, qui était comprimé et retiré, ce qui explique la constipation opiniâtre qui tourmentait le malade. Cette tumeur était enkistée et formée de matière encéphaloïde, et d'une autre matière semblable à du sang coagulé, dont la partie colorante et la sérosité seraient résorbées; le cordon des vaisseaux spermatiques ayant été examiné, les veines furent trouvées oblitérées. »

III° OBSERVATION.

« Nicolas Duty, âgé de 15 ans..., fut opéré le 28 juillet; la présence des épingles dans le scrotum et la constriction exercée sur lui par le fil, y déterminèrent une inflammation très-forte, accompagnée de douleurs violentes, d'une tuméfaction considérable et d'une vive rougeur. Les épingles furent retirées le cinquième jour; l'inflammation accompagnée de fièvre, d'inappétence, de soif, se termina par suppuration, qui s'échappa à travers le scrotum ouvert en plusieurs points; une saignée générale fut faite, des topiques émollients et calmants furent placés à nu sur la tumeur; la tunique vaginale s'enflamma, suppura, et fut incisée à sa partie la plus déclive, pour laisser écouler le pus d'une manière continue, et l'empêcher de séjourner dans cette cavité où l'air pouvait pénétrer et se combiner avec lui; dès-lors tous les accidents diminuèrent, et le 25 août, le malade sortit parfaitement guéri.

L'inflammation de la tunique vaginale et sa suppuration furent attribuées à ce qu'elle avait été traversée par l'épingle, et étranglée par le fil avec les autres enveloppes du cordon.

IVe OBSERVATION.

« Un jeune homme de 21 ans entra à la Charité le 20 novembre 1835, salle Sainte-Vierge; il fut opéré le 9 décembre : ce varicocèle, qui causait peu de douleur au malade avant l'opération, n'en causa pas plus après l'application de l'épingle; celle-ci fut enlevée au bout de six jours; l'inflammation, développée autour de la piqûre, a été très-légère et très-bornée; il n'y a point eu de symptômes généraux. Le sang s'est accumulé dans les veines au-dessous de l'étranglement, et a formé une tumeur dure, indolente, sans changement de couleur à la peau, irréductible, qui pourra, par la résorption, ou bien s'organiser, ou former un corps étranger qu'il faudra extraire plus tard. Ce malade est sorti, très-bien guéri de son varicocèle, le 8 janvier 1836. »

On peut juger, par ces quatre observations, les seules, je crois, qui aient été publiées sur ce procédé, que si la compression par les épingles peut entrer en parallèle avec la compression par les pinces, elle ne peut, sous aucun rapport, lui être préférée.

Je pourrais, très-logiquement, comparer à ces quatre opérations les cinq dernières, dont j'ai plus haut donné le résumé, et après lesquelles il ne s'est manifesté, ni le moindre accident, ni même le plus léger mouvement de fièvre ; mais, en y ajoutant les sept autres malades qui, opérés avec des instruments moins parfaits, ont dû offrir des résultats moins favorables , cette statistique serait encore opposée victorieusement à la méthode d'oblitération par les épingles. En effet, une seule fois sur les treize cas que j'ai rapportés, des accidents graves ont eu lieu, et encore s'expliquaient-ils très-facilement par l'état nerveux du malade, qui était sujet à de fréquentes attaques d'épilepsie, par l'affaiblissement de sa santé, et enfin par la complication d'une affection vénérienne passée à l'état chronique , et dont les symptômes se sont exaspérés aussitôt après l'opération. Malgré ces accidents, le malade a été complètement guéri en moins de six semaines. Dans tous les autres cas (excepté pourtant le n° 8, qui a eu de la fièvre pendant deux jours), jamais le pouls ne s'est élevé au-dessus du type normal. Quant aux abcès, érysipèles diffus, aux symptômes généraux qui ont été signalés chez les malades opérés à la Charité, nous n'en avons pas observé un seul exemple, soit en ville, soit à l'Hôtel-Dieu.

Pour la durée du traitement, je trouve pour les quatre malades opérés par les épingles une moyenne de trente-cinq jours, tandis que cette moyenne n'est que de trente-un jours dans les treize cas de compression par les pinces, et seulement de trente-trois jours, si l'on n'a égard qu'aux cinq derniers malades opérés, toujours par la même méthode, mais seulement avec de meilleurs instruments.

Enfin, un dernier moyen vient d'être proposé par M. Raynaud, chirurgien en chef de la marine à Toulon. Ce procédé consiste à passer un fil entre le conduit déférent et les vaisseaux variqueux, et à étendre les tissus en serrant graduellement ce fil par-dessus une petite compresse placée sous la peau. Voici du reste, d'après M. le docteur Jules Roux, la manière d'opérer de M. Raynaud.

« Cet habile opérateur saisit avec les deux mains le cordon spermatique du côté malade; il cherche, reconnaît, isole et rejette en dedans vers la racine de la verge, le canal déférent, que sa dureté distingue des vaisseaux et des nerfs testiculaires; pinçant ensuite le scrotum avec l'indicateur et le pouce de la main gauche, de manière à embrasser les vaisseaux et les nerfs spermatiques, il traverse à sa base le pli ainsi formé avec une aiguille courbe, qui entraîne avec elle un fil ciré. Le scrotum alors abandonné à lui-même laisse voir, entre l'entrée et la sortie de l'instrument, un intervalle d'un pouce environ; les deux extrémités du fil sont ensuite rapprochées, et la ligature des parties comprises dans l'anse qu'il forme est convenablement serrée sur un cylindre de linge très-épais, mais peu long, préalablement placé entre le fil et la peau. Il faut avoir soin d'assujettir la ligature sur le cylindre, par le moyen d'un nœud et d'une anse simple, qui permettront de la délier et de la relâcher s'il devenait nécessaire de diminuer la compression qu'elle exerce sur les parties. De petits plumasseaux enduits de cérat, sont mis sur les piqûres; aucun bandage n'est nécessaire pour les contenir, et une simple compresse est jetée sur l'appareil. Le malade doit rester dans son lit, les testicules soutenus par un coussin, et il est soumis à un régime peu réparateur, à l'usage de boissons délayantes et de lavements émollients.

»Peu de temps après, une inflammation légère se développe autour des parties touchées par le fil et embrassées par la ligature; mais elle est ordinairement de peu de durée, et permet, deux ou trois jours après l'opération, de délier le fil et de le serrer plus fortement sur un nouveau cylindre de linge, car le premier a été lâché par la suppuration qui a commencé à s'établir. Si cependant l'inflammation était assez étendue et la douleur vive, on conçoit bien qu'une fois la ligature desserrée, il faudrait s'abstenir d'exercer une nouvelle constriction jusqu'au moment où, par l'application de cataplasmes émollients, cet état d'inflammation aurait été dissipé; ce qui ne se ferait pas attendre au-delà de deux ou trois jours.

» A mesure que les parties molles se divisent devant le fil qui les presse et qu'elles se cicatrisent derrière lui en même temps, on serre la ligature chaque fois qu'on le juge convenable, et cette manœuvre n'est pas difficile lorsqu'on a eu soin de le fixer comme je l'ai dit plus haut.

» Vers le quinzième ou le dix-huitième jour, les vaisseaux et les nerfs testiculaires, ainsi que les tuniques qui les enveloppent, sont divisés, et il ne reste plus de parties molles que la peau; alors M. Raynaud, dans l'intention de ne laisser aucune incertitude sur la section et l'oblitération complète des vaisseaux du cordon, passe dans les trajets parcourus par la ligature un stylet cannelé, et divise avec un bistouri la portion de peau que le fil n'avait pas encore entamée.

» Une plaie simple succède à cette incision, et marche vers une cicatrisation prompte, si bien qu'au bout de vingt-cinq jours, à partir de l'instant de l'opération, les malades sont ordinairement guéris (1). »

On voit facilement que ce nouveau procédé rentre tout-à-fait dans celui du professeur Velpeau, dont il ne paraît même qu'une modification peu avantageuse, puisqu'il est nécessaire de terminer la section des parties molles au moyen du bistouri.

D'après ce parallèle entre les résultats des nouveaux moyens proposés pour obtenir la cure radicale du varicocèle, il est facile de voir que la première méthode, qui consiste à traverser les veines de part en part (*Frick*, *Grossheim*, *Davat*, *Velpeau*, *Jamesson*), doit être

(1) *Gazette médicale*, 30 décembre 1837.

entièrement abandonnée et même sévèrement condamnée ; et que la seconde méthode, dans laquelle on passe au-dessous de la veine, soit une ou plusieurs épingles (*Velpeau*, *Davat*, *Franck*), soit un simple fil (*Raynaud*), quoiqu'elle ait été, dans plusieurs publications récentes, proclamée préférable à l'emploi des pinces, ne met pas les malades à l'abri de tout accident, qu'elle est plus longue et moins facile à exécuter, plus douloureuse pendant et après son application ; qu'elle offre moins de garanties contre une récidive, et qu'enfin les résultats pratiques qu'elle a donnés jusqu'à présent sont beaucoup moins favorables.

En un mot, outre qu'elle n'expose pas, comme les procédés dans lesquels les tissus sont percés, à piquer une veine et à produire une phlébite par le séjour du fil ou de l'épingle dans le calibre du vaisseau, la méthode de compression par les pinces aura toujours l'avantage immense d'agir sur les veines seulement d'une manière médiate, quoique prompte et énergique, et de produire leur oblitération avant d'atteindre leurs parois.

Procédé opératoire.

Comme il importe beaucoup qu'aucune veine n'échappe à l'action des pinces, et que, soit par l'émotion qu'éprouve le malade au moment de l'opération, soit par d'autres circonstances, les veines pourraient ne pas être suffisamment distendues par le sang, il est indispensable de faire marcher le malade quelques heures avant. Dans l'été ce seul moyen pourrait suffire, mais si l'on opérait par un temps froid, il serait bon de faire prendre un bain, afin de porter aussi loin que possible la dilatation des vaisseaux variqueux. Cette précaution prise, et le scrotum ayant été préalablement rasé avec soin, le malade se tient debout devant le chirurgien, qui, placé à droite (si le varicocèle est à gauche), saisit dans la main gauche la bourse du côté droit, passe par-dessus la cloison le pouce, l'indicateur et le médius, et soutenant le testicule avec les deux derniers doigts, cherche, aidé de l'autre main, à reconnaître le canal déférent. Cette recherche est rarement difficile, et quand par l'habitude on a appris à distinguer la sensation que fait éprouver ce conduit, on finit par le trouver très-promptement au milieu des veines dilatées. Sa situation normale est à la partie postérieure du cordon ; mais cette donnée anatomique aiderait peu à le découvrir, si l'on ne connaissait au juste sa forme, qui est celle d'une tige cylindrique égale dans toute son étendue ; son volume, qu'on a comparé à celui d'une grosse plume de corbeau, et enfin, sa consistance, qui est dure quoiqu'élastique et qu'on peut comparer approximativement à celle d'un nerf. Mais le meilleur moyen de s'assurer qu'on tient le canal déférent, c'est de le presser entre les doigts, et le malade doit éprouver alors une douleur particulière qui correspond au testicule et à l'aîne, et qui ne peut guère tromper ni le malade ni l'opérateur.

Le conduit déférent étant bien reconnu, on le maintient contre la cloison avec le pouce et l'index, et on cherche à en séparer les veines et à les ramener toutes vers la partie externe.

En général cette dissection sous-cutanée, si je puis dire ainsi, est le temps le plus difficile et même le seul difficile de l'opération ; mais avec un peu de patience et d'attention, on arrive sûrement au but.

Il est important, du reste, que ce départ des

vaisseaux soit fait avec le plus grand soin, et qu'il ne reste aucune veine avec le conduit déférent et l'artère spermatique, ce qui compromettrait le succès de l'opération.

Une fois les veines ainsi séparées, un aide place la première pince à la partie supérieure, transversalement, et le plus haut possible, mais assez loin cependant de la racine de la verge, pour que le contact de la pince ne puisse y déterminer d'escharre. (Afin de ne pas comprendre sous les mors la peau nécessaire à l'extension de la verge pendant les érections, on fera relever le pénis contre l'abdomen.) Les branches de la pince doivent être portées aussi loin que possible vers la cloison, contre le pouce du chirurgien, qui tient éloigné le canal déférent. On étend ou l'on rétrécit la partie du scrotum comprise entre les branches, selon que cela est nécessaire, pour conserver à la partie externe, hors de l'action des mors, un pédicule de peau d'environ deux lignes de largeur. Si l'on emploie les pinces à plaques mobiles, il est peu important de donner plus ou moins de largeur à ce lambeau conservé à la partie externe, puisqu'on sera toujours maître de prolonger la compression au moyen de ces plaques. Si au contraire on emploie la pince à simple mortaise, on aura soin de ne garder dans le vide creusé dans les branches qu'un pédicule assez étroit pour ne contenir dans son épaisseur que des vaisseaux capillaires.

Aussitôt la pince convenablement placée, on en rapproche les branches au moyen de la vis, et on serre de suite aussi fortement que possible.

La seconde pince sera placée inférieurement à deux ou trois centimètres environ au-dessous de la première (suivant le volume de la tumeur), c'est-à-dire, le plus bas possible, mais de manière cependant à ce que le testicule ne soit pas trop voisin de la section.

Quel que soit le mode d'opération qu'on ait employé, la compression avec les pinces, ou avec les épingles, ou avec les fils, les modifications consécutives de la circulation artérielle et veineuse du testicule et du cordon, devront toujours être les mêmes.

Pour la circulation artérielle, on s'est étonné à tort qu'elle ne soit pas entravée ; car l'artère spermatique unie, comme nous l'avons dit plus loin, au conduit déférent par un tissu cellulaire assez serré, le suit toujours au moment où il est refoulé contre la cloison; et lors même que l'artère serait (ce qu'il est toujours facile d'éviter) comprise dans les parties soumises à l'instrument, les collatérales qu'elle fournit, les branches de la honteuse interne et le rameau funiculaire de l'épigastrique, enverraient encore assez de sang pour que l'atrophie du testicule ne soit pas à craindre. On sait d'ailleurs que c'est cette impossibilité bien reconnue aujourd'hui, d'obtenir sûrement l'atrophie du testicule par la ligature de l'artère spermatique et des artérioles du cordon, qui a forcé M. Maunoir à renoncer à son premier procédé (dans la cure du sarcocèle), et qui l'a engagé à faire la section complète du cordon après la ligature des vaisseaux.

Quant au retour du sang veineux vers le cœur, il s'explique facilement par l'existence des plexus péniens, vésico-prostatiques, et par les nombreuses anastomoses de tous ces plexus entre eux.

C'est même cette facile communication de tous ces rameaux veineux, qui a fait penser que la guérison du varicocèle ne pouvait être définitive, et que les veines n'étant oblitérées que momentanément, la circulation s'y rétablirait promptement, sinon par les voies premières, du moins par les voies anastomosiques que je viens de signaler. Cet inconvénient serait à craindre effectivement, si les parois des veines étaient seulement adossées par la compression, mais une fois le plexus variqueux coupé en deux endroits différents, il est bien évident que la circulation ne pourrait s'y rétablir qu'au-dessus de la section supérieure et au-dessous de la section inférieure; et en admettant même, ce que nous n'avons pas encore observé, que des branches capillaires consécutivement dilatées ramenassent le sang près de l'anneau et près du testicule, on n'aurait toujours là que des tumeurs variqueuses incomparablement moins développées qu'avant l'opération, puisque tous les plexus compris entre les testicules et les ligaments de Fallope auraient été détruits par la compression.

Certes, il est des cas où, pour le varicocèle, comme pour toutes les autres affections, le traitement le mieux appliqué pourra être insuffisant; mais ces cas mêmes seront faciles à prévoir, soit avant l'opération, d'après la constitution du sujet; soit pendant l'opération, d'après la difficulté qu'on éprouvera à séparer du canal déférent, et à comprendre sous les branches de l'instrument toutes les veines dilatées. Ainsi, dans le cas où l'on pourra attribuer le varicocèle à une diposition variqueuse générale, où les veines hémorrhoïdales inférieures, dorsales de la verge, saphènes, etc., seront manifestement dilatées, on pourra craindre que les veines de la cloison et les capillaires du cordon participent à la dilatation, et ne puissent être soumises à la compression. Mais c'est dans ce cas surtout qu'on pourrait suivre le précepte de Celse : *Meliùs est anceps quàm nullum experiri remedium;* car, si alors l'opération n'est pas suivie d'un succès complet, elle ne saurait être inutile ; nous avons vu (observation IVe), un malade opéré deux fois, d'après sa demande, éprouver, après les deux opérations, un soulagement très-marqué, quoiqu'à deux reprises différentes, une veine variqueuse, adossée à la cloison, n'ait pu être saisie par l'instrument.

Ces cas de récidive sont d'ailleurs très-rares, le fait que je viens de citer, est le seul dont j'aie été témoin, après les treize opérations auxquelles j'ai assisté comme aide de M. Breschet, et dont j'ai rapporté plus haut l'histoire. Plusieurs fois, au contraire, j'ai eu l'occasion de revoir des malades opérés depuis long-temps déjà, et qui n'avaient pas éprouvé le plus léger symptôme consécutif. Ainsi, j'ai revu, dans le mois d'août dernier, le nommé Thuillier, qui fut présenté à l'Académie de médecine, le 10 mars 1835, deux mois après sa guérison, et qui, depuis près de quatre ans, a cessé de faire usage du suspensoir. Ce malade, quoique soumis constamment à une cause de dilatation variqueuse (car il est chef de cuisine chez un des grands restaurateurs de Paris), n'a jamais, depuis l'opération, éprouvé le moindre symptôme de son ancienne affection.

Le n° 1 est revenu aussi à l'Hôtel-Dieu (pour un catarrhe vésical), plus d'un an après avoir été opéré, et la guérison était complète. Je pourrais citer encore plusieurs des autres malades dont j'ai fait mention plus haut, que j'ai revus après plus de six mois, et chez lesquels aucun symptôme ne s'est reproduit.

Enfin, M. Robert, agrégé à la Faculté de médecine, qui a plusieurs fois pratiqué l'opération du varicocèle par le procédé de M. Breschet, pendant qu'il remplaçait ce professeur à l'Hôtel-Dieu, m'a dit n'avoir jamais observé de récidive chez ses opérés, et avoir revu, par hasard, à l'hôpital des vénériens, un malade qu'il avait traité par la compression plus d'un an auparavant, et chez lequel la tumeur et tous les symptômes du varicocèle avaient totalement disparu depuis cette époque.

Je pourrais citer aussi un des malades traités par le procédé de M. Raynaud, et qui, six mois après l'opération, n'offrait aucune trace de récidive.

FIN.

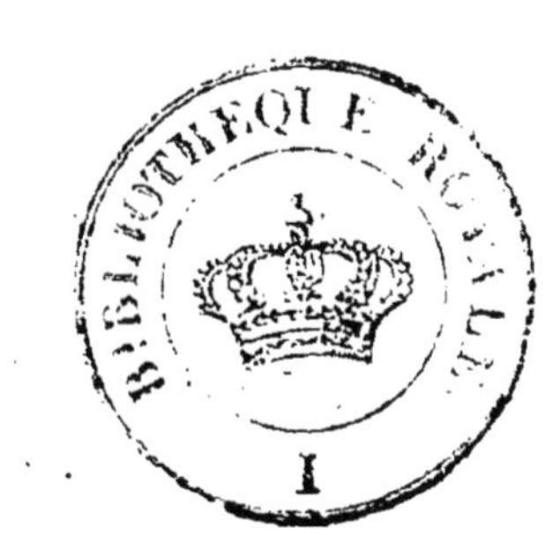

www.ingramcontent.com/pod-product-compliance
Ingram Content Group UK Ltd.
Pitfield, Milton Keynes, MK11 3LW, UK
UKHW020348230726
13925UKWH00003B/1015